腰ひざ痛みとり「体芯力《たいしんりょく》」体操

鈴木亮司

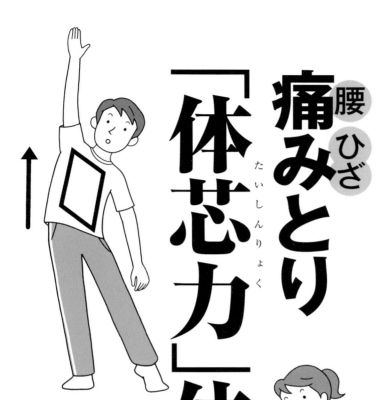

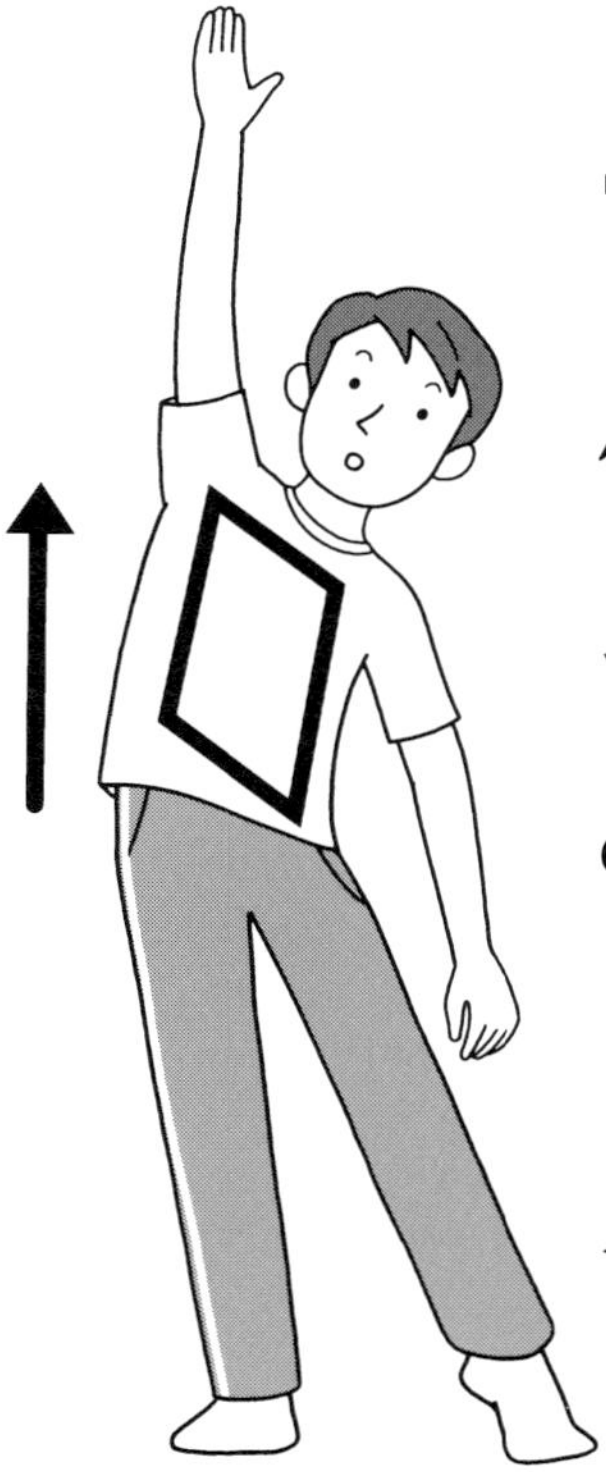

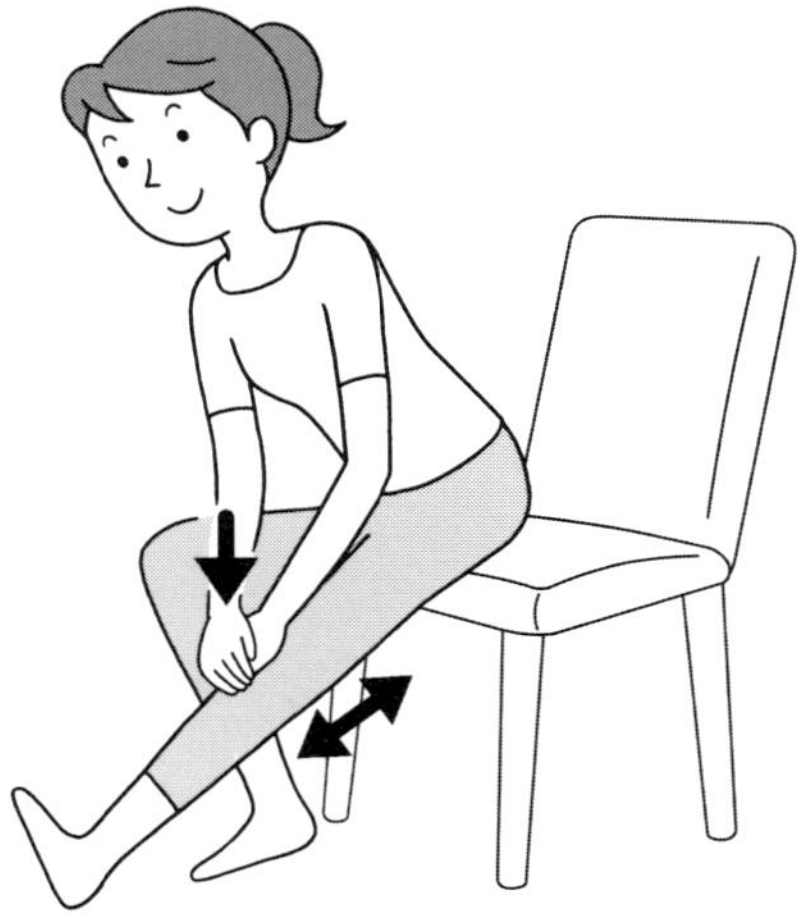

青春出版社

はじめに

腰痛・ひざ痛をお持ちの方の多くが、なんとか痛みを解消しようと、ストレッチや筋トレ、マッサージ通いなどをはじめるようです。でも、残念ながら、それらで痛みがとれることは、まずありません。

実は、腰痛・ひざ痛のおおもとの原因は、「からだの芯の筋肉のコリ」にあることがほとんど。ですから、痛みをとるためには、足の筋肉やからだの表面の筋肉ではなく、「体芯《たいしん》」の筋肉を動かし、その部分のコリをゆるめる必要があるのです。

「体芯」とは、からだの奥の奥、一番深いところにある「大腰筋《だいようきん》」のこと。普通のトレーニングでは動かせない筋肉ですが、本書で紹介している「痛みとり『体芯力』体操」をやれば、しっかり動き、自然と体芯のコリがほぐれていきます。

実際、私のところに通われている中高年の方で腰痛・ひざ痛をお持ちの7～8割の方は、この体操で症状が改善しました。ほかの体操が痛くてできなかったという方も、この体操ならラクにできます。さあ、あなたも今日から、気軽にはじめてみてください！

腰・ひざ　痛みとり「体芯力」体操　〈もくじ〉

PART 1

痛みとり「体芯力」体操で、腰痛・ひざ痛が消える！

PART 2

腰痛に効く！「体芯力」体操

PART 3

ひざ痛に効く！「体芯力」体操

PART 4
「体芯力」をゆるめる日常動作

PART 5

再発を防ぐ「体芯力」体操

PART 1

痛みとり「体芯力」体操で、腰痛・ひざ痛が消える！

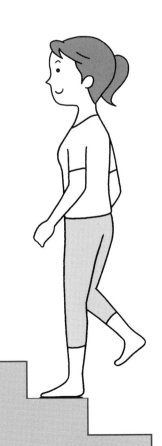

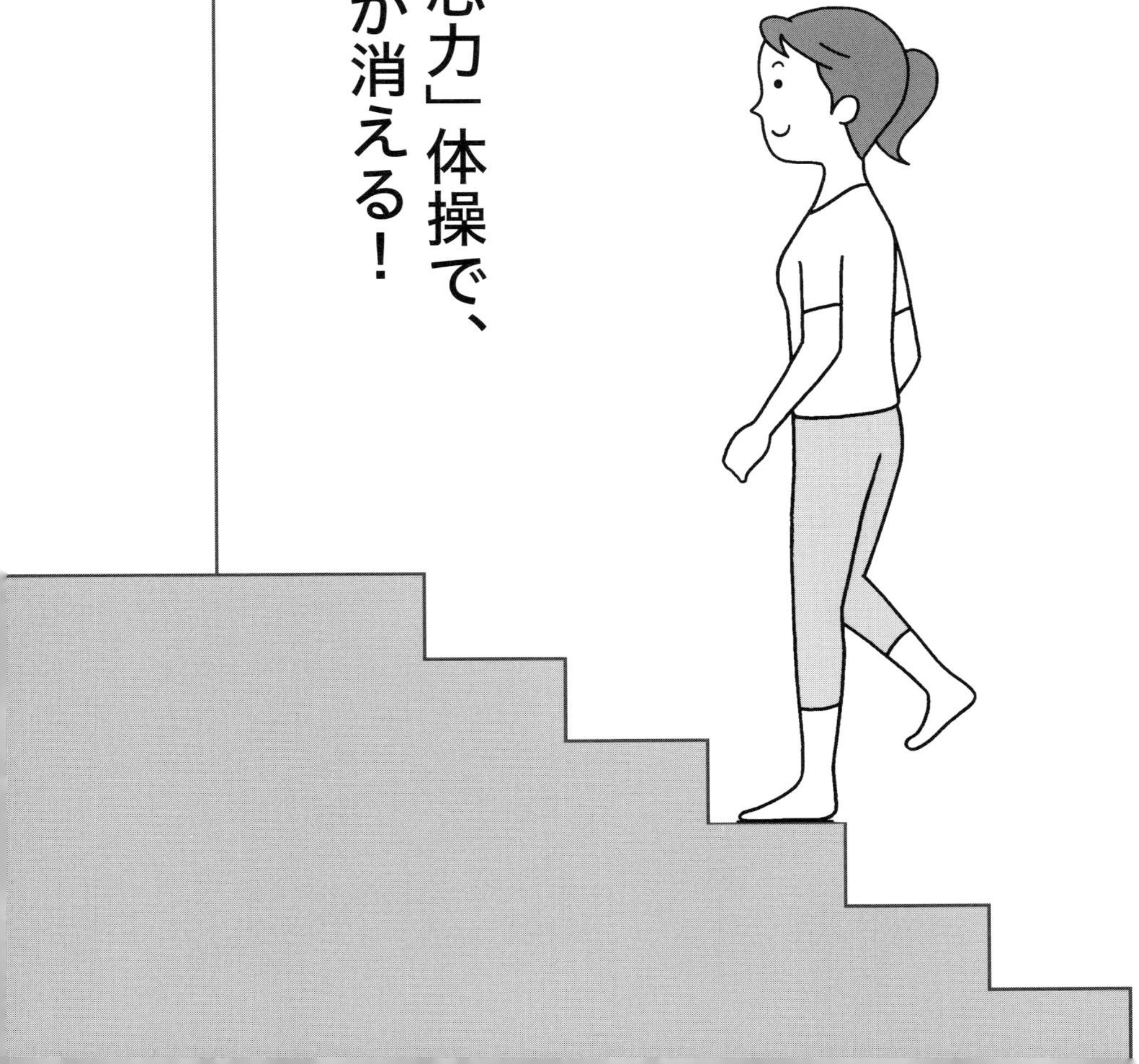

▼腰痛やひざ痛は、腹筋や背筋を鍛えても絶対に治らない

日本人のほとんどの人が一生のうちに経験する、腰痛とひざ痛。

早い方は若い頃から症状が現れ、70歳を過ぎた頃になると、「腰もひざもなんともない」という人のほうがむしろ少ないのが現実です。

腰やひざが痛いと、ベッドから起き上がるのも、イスから立ち上がるのもひと苦労。普通に歩いたり、階段の上り下りをするだけでも痛みがあるため、日常生活にも支障が出ます。

私のところにも、「腰やひざが痛いけれど、病院に行っても、筋トレをしてもよくならない。何とかならないでしょうか」とお悩みの中高年の方々が、たくさんいらっしゃいます。

そもそも、腰痛・ひざ痛の原因はいったい何なのでしょうか。

事故などによる物理的な損傷をのぞき、慢性的な腰痛・ひざ痛の原因は、まだはっきり解明されていません。しかし、骨そのものが痛みを感じているわけではないこと

は確かだといわれています。骨にはもともと痛覚がないからです。

では、どうすれば腰痛・ひざ痛を改善できるのでしょう。

病院に行くと、腰が痛い人は「腹筋・背筋を鍛えなさい」と言われたり、ひざが痛い人は「筋トレをしてひざのまわりの筋肉をつけてください」と、運動をすすめられることがしばしばあるようです。

そんなことを言われても、腰やひざが痛い人はとても無理。一般的な体操やストレッチ、筋トレなどはほとんどのものが痛くてできませんし、無理にやってしまうと、かえって痛みが増すばかりです。

第一、腹筋や背筋を鍛えれば腰痛が治るのであれば、普通の人より腹筋と背筋が鍛えられている野球選手が腰痛になるはずがありません。実際には、アスリートでも腰痛やひざ痛に悩んでいる人は決して少なくないのです。

私は今まで、腰痛やひざ痛を感じている方、年齢による体力の衰えを感じているたくさんの方々に直接接してきて、腰痛もひざ痛も、多くの場合、そのおおもとの原因は、「からだの芯の筋肉のコリ」だと考えるようになりました。そして、「その改善には、腰やひざを無理に動かす運動ではなく、からだの芯の筋肉を動かしてそのコリをゆるめる体操こそが有効だ」という結論に、たどりついたのです。

▼「体芯」に問題があると、からだのあちこちに影響が現れる

本書のタイトルにある「体芯力」とは、私が考えた言葉です。「体芯」とは、「からだの芯の部分」を意味しています。

みなさんは、「体幹」という言葉はお聞きになったことがあると思います。体幹とは、胴体の筋肉全体のことを指しています。

これに対して、「体芯」とは、「大腰筋」のことを指しています。

大腰筋とは、みぞおちの裏側あたりの背骨から股関節につながっている、非常に大きな筋肉です。からだの表面にある筋肉ではなく、その内側にあるインナーマッスルのひとつで、牛や豚でいえば、ヒレ肉の部分にあたります。

では、なぜ、体芯のコリをゆるめることで腰痛・ひざ痛が改善できるのでしょうか。

そのメカニズムを詳しくお話する前に、まず、大腰筋がどんな働きをしている筋肉なのか、説明しておきましょう。

大腰筋は、人間の上半身と下半身をつないでいる唯一の筋肉であり、足と腰を動か

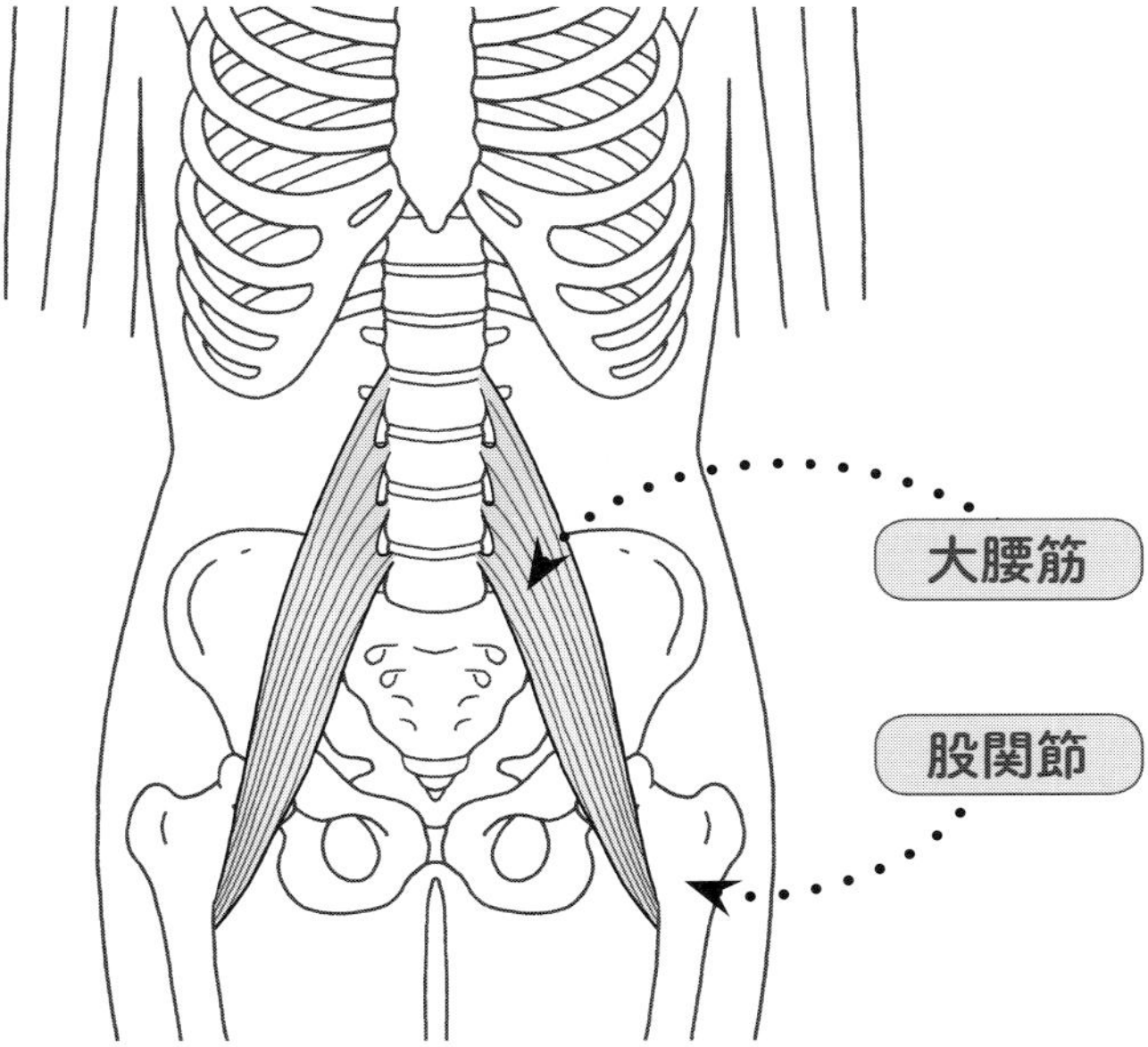

すときに深くかかわっています。足の骨は股関節の下からはじまっていますが、その股関節を動かしているのは、背骨と股関節をつないでいる大腰筋です。つまり、大腰筋とは、足を動かしているおおもとのエンジンなのです。

また、大腰筋は私たちのからだの心柱である背骨を、両側から支えている梁《はり》の役割も果たしています。ですから、大腰筋が凝り固まったり、大腰筋の筋力が低下してしまうと、背骨をしっかり支える力が弱まり、姿勢が崩れ、腰痛・ひざ痛をはじめ、からだのあちこちに影響が出てしまうのです。

そこで、大腰筋を鍛えて体芯力をつけるトレーニング法として私が考えたのが、「基本の『体芯力』体操」です。

体芯筋＝大腰筋は、自分で意識して動かすことができない不随意筋です。しかし、大腰筋がくっついている背骨を動かせば、自動的に動きます。

ですから「基本の『体芯力』体操」は、背骨を動かす「前後、左右、ひねる」の3つの動作で行うトレーニングで構成されています。

ただし、トレーニングといっても、リラックスした状態で自分のペースで行うものなので、キツくもツラくもありません。それでも、しばらく続けていれば、無理なく体芯力がつき、大腰筋が鍛えられるのです。

ちなみに、日本人は西洋人に比べて大腰筋が細いことがわかっています。

そのため、古くから大腰筋を鍛えるトレーニングをしていました。

たとえば、PART4でも紹介している「すり足」です。足をあまり上げず、腰とひざを前へ出すことで進む歩き方です。こうした歩き方をしていると骨盤がしっかり動き、背骨にねじりの動きが加わることで、常に大腰筋が鍛えられます。

相撲にも、大腰筋を鍛えるための動きがたくさん入っています。たとえば四股《しこ》踏みや腰割りです。

歌舞伎や能の世界でも、大腰筋をはじめとするインナーマッスルの重要性は、古くから認識されていました。現在でも歌舞伎役者さんの間では、大腰筋と、骨盤の内側についている腸骨筋が大事だといわれていて、これらを鍛えるトレーニングを毎日していらっしゃる方が多いようです。

日本人が古くから鍛えてきた筋肉と聞いて、大腰筋が私たちにとっていかに大切な筋肉か、おわかりいただけたのではないでしょうか。

私はいつも生徒のみなさんに、「大腰筋は、みぞおちから腰にかけて書かれた漢字の『人』だと思ってください」とお話ししています。

大腰筋がしっかりしていれば、「人」という文字はちゃんと美しい文字に見えます。でも、大腰筋がゆがんだり、へたったりしてしまうと、そこに書かれた「人」という文字はぐにゃりと崩れてしまいます。

人間のからだもそれと同じ。

大腰筋が自然に伸びていれば、背中も真っ直ぐに立ち、すっと立っていられます。腰痛やひざ痛になる可能性もぐんと下がります。つまり、大腰筋を良好に保つことは、中高年の健康の要と言って過言ではないのです。

▼腰痛もひざ痛も、体芯筋のコリが原因だった！

腰痛・ひざ痛の原因は、実はまだよくわかっていません。しかし私は、「今日は調子が良い」「今日は痛い」など、日によって調子が大きく異なる場合は、体芯筋＝大腰筋に原因がある可能性が非常に高いと考えています。

なぜなら、私の生徒さんで、腰痛・ひざ痛を訴える方のほとんどの方が、胴体の筋肉がガチガチに凝り固まっていたからです。これは、トレーニングを通して今まで3万人以上の方々と接してきた経験から導き出した、ひとつの結論です。

腰痛もひざ痛も、大腰筋が硬く凝り固まっていることと、大腰筋が弱って姿勢が悪くなっていることが複合的に重なりあって、腰から下の筋膜や神経などに影響を及ぼし、痛みを引き起こしていると考えられるのです。

筋膜とは、筋肉を覆っている膜です。

私たちの筋肉は、体中どこの筋肉も、すべて筋膜に覆われています。この筋膜が運動不足や血行不良、疲労など、何らかの原因によって硬くなったりよじれたり、引っ張られたりすることが痛みの原因であるという説があり、近年、医学界においても有力視されています。

大腰筋は股関節を通して足を動かすさまざまな筋肉と間接的につながっています。そのため、大腰筋に不具合が出ると、その周辺の腰まわりの筋肉はもちろん、それに引っ張られる形で足の筋肉やひざまわりの筋肉・筋膜にも影響が及んでしまうのです。

痛みのもうひとつの原因と考えられるのが、凝り固まった筋肉などによって神経そのものが圧迫されているというものです。

たとえば腰まわりの大腰筋の一部が凝り固まり、その近くを通っている腰の神経を物理的に圧迫し、痛みを発生させるのです。

ひざ痛の場合も、基本的に同じです。大腰筋のまわりには、足から下の部分の神経がたくさん走っています。凝り固まった大腰筋がそのいずれかの神経を圧迫し、それがひざの痛みとなって現れているのです。大腰筋の衰えによって背骨が歪み、姿勢が崩れることで、ひざそのものやひざの神経に負担がかかっている場合もあるでしょう。

つまり、凝り固まった大腰筋をゆるめることこそが、腰痛・ひざ痛の解消の近道なのです。

▼体芯筋のコリをゆるめる「痛みとり『体芯力』体操」とは

大腰筋が凝り固まる最大の原因は、大腰筋を使わなくなることです。

大腰筋は、自分の意志では動かせない不随意筋ですが、立ったり座ったり、歩いたりするたびに、私たちは必ず大腰筋を使っています。

だから、若いうちは誰しもそれなりにからだを動かしているので、大腰筋が柔らかい人が多いのですが、年をとってくると活動範囲が狭くなり、自然と凝り固まっていくのです。

でも、「痛みとり『体芯力』体操」を行えば、ほとんどの方が無理なく大腰筋をゆるめることができます。実際、私の生徒さんで腰痛・ひざ痛に悩んでいらした方の多くが、この体操で痛みを改善させているのです。

「痛みとり『体芯力』体操」は、腰痛・ひざ痛のおおもとの原因である体芯筋＝大腰筋のコリを解消するために、「基本の『体芯力』体操」をアレンジしたものです。

「基本の『体芯力』体操」は、背骨を動かす「前後、左右、ひねる」の3つの動作で、大腰筋を鍛えることが目的でした。

一方、「痛みとり『体芯力』体操」の最大の目的は、もちろん、腰痛・ひざ痛の痛みをとることです。そのため、大腰筋を鍛えるというより、凝り固まった部分をゆるめることに主眼をおいた動きで構成しています。

「痛みとり『体芯力』体操」では、「基本の『体芯力』体操」の、背骨を動かす「前後、左右、ひねる」の３つの動作に、股関節を動かす動作を積極的に組み合わせています。

背骨と股関節につながっている大腰筋を動かし、その筋肉の血流をよくすることで、凝り固まった大腰筋をゆるめていくのです。

その上で、腰まわり、ひざまわりの筋肉に直接働きかける、対処療法的な動きも加えてあります。

「痛みとり『体芯力』体操」で無理なくからだを動かしていれば、やがて大腰筋は柔らかくなり、結果的には大腰筋の筋力もアップします。

大腰筋の筋力がつくということは、つまり、体芯力がつくということ。体芯力がつけば背骨がしっかり立って姿勢が良くなり、腰やひざに無理な力がかかることもなくなっていきます。

▼一般的なマッサージやストレッチでは、痛みはとれない

私のところへいらっしゃる中高年の生徒さんで、腰痛・ひざ痛をお持ちの方から、「マッサージに通った」「ストレッチをやっていた」といったお話をよくうかがいます。でも、ほとんどの方は、「それでも痛みはとれなかった」と言います。むしろ、「かえって悪くなった」とおっしゃる方も少なくありません。

マッサージにもいろいろあるとは思いますが、筋肉に強い圧力をかけるものは、腰痛・ひざ痛をお持ちの方には、とてもおすすめできません。

さするようなマッサージなら問題ありませんが、腰まわりやひざまわりを強く押すマッサージの場合は、周辺の筋肉繊維が切れる可能性が高いのです。筋肉の炎症につながることもあるでしょう。それでは、痛みがひどくなることはあっても、弱まることはありません。

多くの方が、「凝り固まっている筋肉を手でもみほぐしてもらえば柔らかくなる」と思われるようですが、外からの力では、根本から筋肉を柔らかくすることはできま

せん。感覚的に「ラクになった」と感じたとしても、それは一時的なもの。あくまでも自分でからだを動かして血の巡りを良くしていかない限り、筋肉を本当に柔らかくすることはできないのです。

また、旧来のストレッチでも、痛みは治りません。そもそも、無理やり筋肉を引き伸ばして止めているストレッチは、筋肉を緊張させるだけです。ゴムを伸ばしっぱなしにしているのと同じなので、筋肉は余計に凝り固まります。

ストレッチといえば、「反動はつけずにやりましょう」「筋肉を伸ばしたまま静止してください」といった指導が少し前まで行われていました。しかし、近年になって、こうしたやり方については、その効果を疑問視する声が高くなってきています。

筋肉を柔らかくする効果があるとして最近推奨されているのは、動きながら行う「動的ストレッチ」です。筋肉を伸ばした状態で止めておくのではなく、伸ばしたりゆるめたりを繰り返すのです。これなら、筋肉は緊張とリラックスを繰り返すことになるので、血流がよくなり、柔らかさも復活してくるでしょう。

大腰筋を動かすことで、その緊張とリラックスを繰り返す「体芯力」体操は、この「動的ストレッチ」に近いものになっています。

▼背骨と股関節を動かせば、体芯筋が柔らかくなる

トレーニングで腰痛・ひざ痛をお持ちの方に接してみると、ほぼ全員の方が、背骨と股関節の動きが悪い、という特徴を持っていることがわかります。

背骨と股関節をつないでいる大きな筋肉が、体芯筋＝大腰筋です。実際、大腰筋が凝り固まっている人は、腰痛・ひざ痛を持っているか、痛みがなくても、足腰が疲れやすい、重だるくなりやすい、といったケースがほとんどでした。

背骨と股関節は、大腰筋でつながっているため、常に連動しています。背骨を動かせば大腰筋も動き、結果的に股関節も動くし、反対に、股関節を動かせば大腰筋も動き、背骨も動きます。

ですから、大腰筋そのものは自分の意志で動かせなくても、背骨か股関節を動かすことで、大腰筋も動かせるわけです。

「痛みとり『体芯力』体操」で、背骨を動かす「前後・左右・ひねる」の動作に加えて、股関節を動かす動作も積極的に盛り込んでいるのは、そのためです。

ちなみに、股関節は、人体でもっとも大きな関節です。本来人間は、股関節をしっかり使ってからだを動かすのが理想的なのですが、残念ながら、多くの人は、年齢を重ねるごとにどんどん股関節を使わなくなっていきます。その先についている足の筋肉やひざ関節を使えば、一応、歩いたり動いたりできてしまうからです。

いわば、「股関節はナマケモノ」なのです。

そして、怠けた股関節のあおりをうけるのがひざ関節です。ゆえに、「ひざ関節は働き者」になりがちです。

股関節とひざ関節の関係は、大企業と中小企業の関係に似ています。股関節は、自分たちの仕事の一部をひざ関節に任せます。股関節の〝下請け〟であるひざ関節は、股関節に頼まれた仕事を決して断ることはできず、ひたすら働き続けます。そのため、無理に仕事を続け、やがて疲弊して、壊れていってしまうのです。

実際、ひざ関節が悪い人には、股関節の動きが悪い人が多く、特に女性は股関節にも痛みがあるという人も少なくありません。

股関節が痛い人は、大腰筋が凝り固まって、体芯力が弱っている可能性が非常に高いといえるでしょう。

▼ほかの体操が無理だった人でも、「痛みとり『体芯力』体操」ならできる

世の中では、腰やひざの動きをよくするためにさまざまな体操が紹介されていますが、すでに腰やひざに痛みを持っている人にとっては、痛くてできないものがほとんどだと思います。

みなさんも、何度も苦労されてきたのではないでしょうか。

でも、「痛みとり『体芯力』体操」なら、大丈夫です。実際に、腰やひざが痛い生徒のみなさんにやってもらって、「この動きは痛いか・痛くないか」を確認しながら作り上げていった体操だからです。

腰痛に効く「体芯力」体操も、ひざ痛に効く「体芯力」体操も、症状に合わせて無理なくできるように、動きを工夫しています。

腰痛・ひざ痛にはさまざまな原因・症状があるため100パーセントとはいえませんが、「痛みとり『体芯力』体操」は、私が見てきた生徒さんのほとんどの方が痛みを感じず無理なくでき、かつ、7～8割の方に確実に効果がありました。

ですから、いままで、痛くていろいろな体操ができなかった方にも、ぜひ安心して試していただきたいと思います。

そもそも従来のトレーニングは、高校生以上の健康な人を対象に考えられているものがほとんどでした。

しかも、力むことで血圧が上がる可能性があるため、高血圧症や動脈硬化症、心疾患などをお持ちの方はできないことが多かったはずです。たとえばマシントレーニングなどは、75歳以上の方の約50パーセント以上の人が行えないといわれています。

実際、高血圧症や動脈硬化症をお持ちの中高年の方で、「トレーニングをやる気はあるけれど、できるものが見つからなかった」と悩まれた挙句、最終的に私のトレーニングにたどりついたという方は、少なくありません。

「体芯力」体操は、からだへの負荷が少ないので、力むことも、息が上がることもありません。腰痛・ひざ痛の方はもちろん、骨粗しょう症気味の方、90歳以上の方でも、一般的なリハビリができる状態の人なら問題なく行えます（通院中の方は、念のため、医師に相談の上、行ってください）。

▼たった数か月で、医師が驚くほど症状の改善が！

一般的に、「○○体操」というと、「1日に30分くらいやらないと効果が出ないんじゃないか？」とか、「効果が出るまでに半年くらいかかるんじゃないか？」と思われる方が多いようです。

しかし、「痛みとり『体芯力』体操」の場合、1日にかける時間はわずか10分程度で効果が期待できます。毎日やるにこしたことはありませんが、週に2、3回でもいずれ効果が現れます。

効果が出るまでの時間は人によりますが、早い人では、私のところへはじめて来た日に「痛みとり『体芯力』体操」をやってもらって、「一発で良くなった」という人もいました。

長年腰痛・ひざ痛で悩んでいた方でも、平均すると、「1か月ほどで効果が出てきた」という声が多いです。

中には、変形性ひざ関節症と診断されていた方で、「軟骨が戻った」という方もいました。病院でレントゲン撮影した結果、医師が驚いていたそうです。科学的な裏付けがとれているわけではありませんが、「痛みとり『体芯力』体操」を続けたことと、何らかの関係があるはずです。

かつては、「軟骨は一度減ったら増えない」と言われていました。しかし、最近になって、医学の世界でも「一度減った軟骨が増えた」という報告が出てきています。おそらく、私の生徒さんの場合、体操を続けた結果体芯力がつき、腰やひざに無理な力がかからなくなったことで軟骨が復活したのではないかと、私は推測しています。

実のところ、現在70歳を過ぎている私の父親も、同じような状況でした。50代半ばで狭心症を患ってから、すっかり体力が衰えていました。椎間板ヘルニアでひざ痛もあり、肉体的にかなりボロボロだったのです。しかし、60代半ばで「体芯力」体操をはじめ、毎日10分くらいずつできる範囲で行っていたら、まず腰痛が、続いてひざ痛がとれ、どんどん体力を取り戻していったのです。

ですから、変形性ひざ関節症の方も、椎間板ヘルニアの方も、諦めないでほしいと思います。

私の生徒さんは65歳以上の方が3分の1を占めていますが、多くの方が、「体芯力」体操で、腰痛・ひざ痛などの症状を改善させているのです。

▼腰痛には2つの、ひざ痛には4つのタイプがある

腰痛は早い人は30代くらいから起きるようです。場合によってはお子さんでも発生します。

腰痛には、主に2つのタイプがあります。

痛くて前屈できないタイプと、痛くて後ろに反れないタイプです。

「痛みとり『体芯力』体操」では、前屈できないタイプの方のためには、からだを前に曲げることなくできる動きで、後ろに反れないタイプの方のためには、からだをやや前傾した状態でもできる動きで組み立てているので、症状に合わせて、できる体操をお試しください。

ひざ痛は、あまり年齢に関係なく発生する印象があります。お子さんでも、若い方でもいます。

ひざ痛の場合、痛む場所によって、主に4つのタイプがあります。

ひざの内側が痛いタイプ、外側が痛いタイプ、前側が痛いタイプ、後ろ側が痛いタ

イプです。

私が知っている限り、内側が痛いタイプの方が圧倒的に多く、しゃがむときに痛むという方がよくいらっしゃいます。

次に多いのは前側と外側で、ひざの後ろ側が痛いという方は、あまりいらっしゃらないようです。

ひざ痛に効く体操も、タイプ別に無理なくできる動きで構成しているので、症状に合わせてお試しください。

腰痛に効く「体芯力」体操も、ひざ痛に効く「体芯力」体操も、背骨と股関節を動かして大腰筋の緊張とリラックスを繰り返し、大腰筋をゆるめていく動きで構成している点は共通しています。

実は私自身、前屈できない腰痛、反れない腰痛、さらに、内側が痛いひざ痛、外側が痛いひざ痛、前側が痛いひざ痛、後ろ側が痛いひざ痛の、すべてのパターンを経験しています。

「痛みとり『体芯力』体操」は、自分自身が痛い思いをしてきたからこそ、組み立てられたものでもあるのです。

▼体操と日常動作で、症状の改善から再発予防までサポート

「痛みとり『体芯力』体操」は、背骨を動かす「前後、左右、ひねる」の3つの動作、もしくは股関節を動かす動作で、凝り固まった大腰筋＝体芯筋をゆるめる体操です。体芯筋の緊張とリラックスを繰り返すことでそこに血液を送り込み、ふわっと膨らませるイメージで行います。

詳しいやり方は、PART2～PART5に掲載していますが、ここでざっと、やり方のポイントを説明しておきましょう。

PART2は主に「腰痛」に効く「体芯力」体操で、PART3は主に「ひざ痛」に効く「体芯力」体操です。ただし、どちらも体芯力をゆるめる効果はあるので、PART2とPART3の中から、やりやすいものを自由に組み合わせていただいてもかまいません。

PART4では、体芯筋をゆるめるのに役立つ日常動作（立ち方、座り方、立ち上がり方、起き上がり方、階段の上り方・下り方）を紹介しています。これらの動作は

腰やひざに負担がかからない動作になっている上に、常に意識して行っていることで、結果的に体芯力を鍛えることができます。

ＰＡＲＴ４の最後では、腰痛・ひざ痛のある方でも無理なく体芯力を鍛えられる、おすすめのウォーキング法の「すり足」も紹介しています。

そして、ＰＡＲＴ５の最後で、腰痛・ひざ痛の再発を予防する、「基本の『体芯力』体操」を掲載しています。背骨を動かす「前後、左右、ひねる」の３つの動作で行う体操で体芯筋をゆるめ、体芯力を鍛える効果が期待できます。

トレーニングというと、ゆっくりそっとやると効果がないと思っている人が少なくありませんが、それは間違いです。ゆっくりやるほどむしろ効果があるので、あわてず、じっくり行ってください。

また、体操をするときは、からだの前後、左右のバランスを整えていくことが大切です。これは、腰痛・ひざ痛をとるための重要なポイントになります。

具体的には、左右、片方ずつやる体操については、硬いほう・痛いほうの回数は多め、時間を少し長めにやって、左右のからだの硬さが均等になっていくように意識してください。

あるいは、たとえば右の腰が痛い人は、それをかばっていることで反対の左の腰がより硬くなっているケースもあるので、その場合、硬くなっているほうを念入りに行ってください。

もちろん、痛くない範囲で行ってください。

ただし、痛くないのであれば、筋肉の硬さがとれてくるまで、できるだけ数多く、長くやっていただくにこしたことはありません。そのほうが、早く効果が出てくるはずです。

くれぐれもからだとこころに負担をかけないでください。体調に合わせて無理のない範囲で、できることから、自分のペースで行いましょう。

PART 2

腰痛に効く！「体芯力」体操

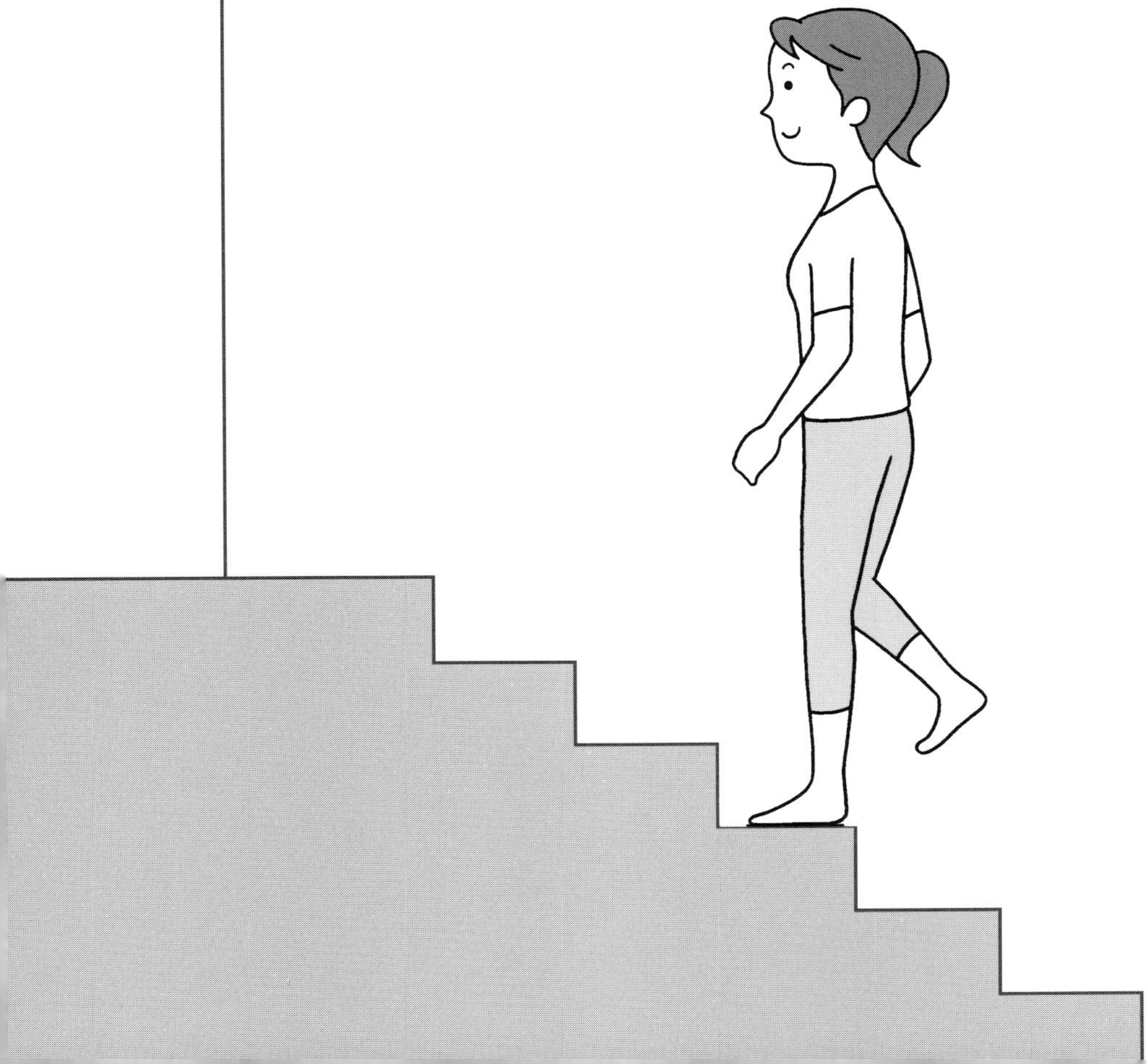

▼腰痛には、前屈ができないタイプと反れないタイプがある

ＰＡＲＴ１でも述べた通り、私たちが痛みを感じる原因は、骨でも筋肉そのものでもなく、筋肉を覆っている筋膜の異常によるものだと考えられています。

筋肉が健全な状態にあるときは、筋肉と筋膜の間に少しゆるみがあります。

ところが、運動不足などの原因により筋肉が凝り固まってくると、硬くなった筋肉に筋膜がぴったりくっついてしまい、それがよじれた状態のまま固まって痛みを発するのです。

腰痛の場合は、ちょうど腰のあたりにある大腰筋をはじめとしたインナーマッスルが凝り固まって、その部分の筋膜に異常が出ているケースが多いようです。

近年流行している「筋膜リリース」というものは、この筋膜に外側から圧力をピンポイントでかける施術により、筋肉と筋膜の間をゆるめるものです。

これに対して、「体芯力」体操は、筋肉に圧力をかけるのではなく、筋肉を動かすことで徐々に柔らかくし、筋肉と筋膜の間のゆるみを復活させます。

ですから、「腰痛に効く『体芯力』体操」は、体芯筋＝大腰筋を動かすために、大腰筋が直接つながっている背骨と股関節を動かす動きで構成されています。

腰痛には、前屈ができないタイプと、反れないタイプのふたつがありますが、どちらのタイプも、おなかまわりの筋肉がガチガチに凝り固まっている方がほとんどです。特に、大腰筋の上のほうが、より凝り固まっている方が多いようです。

「痛みとり『体芯力』体操」で筋肉を動かしてコリを解消し、大腰筋を柔らかくしていきましょう。

痛みがある人でも無理なくできる動きになっているので、症状に合わせてお試しください。

特に、反れない腰痛の場合は背骨を動かせない方が多いので、「反れない腰痛の『体芯力』体操」では、積極的に股関節を動かす動きをとりいれています。股関節を動かすと、そこにつながっているほかのさまざまなインナーマッスルも動くので、腰まわりの筋肉が全体にほぐれていきます。

なお、からだの調子を整えるには、前後左右のバランスの崩れをとることが大切です。体操を行うときに苦手な方向があったら、可能な範囲で、苦手な方向の回数を多く、時間を長めに行ってみてください。

背骨を左右に動かす

ひし形体操

左右交互に3回ずつ

1

足を肩幅に開いて、真っ直ぐ立つ。

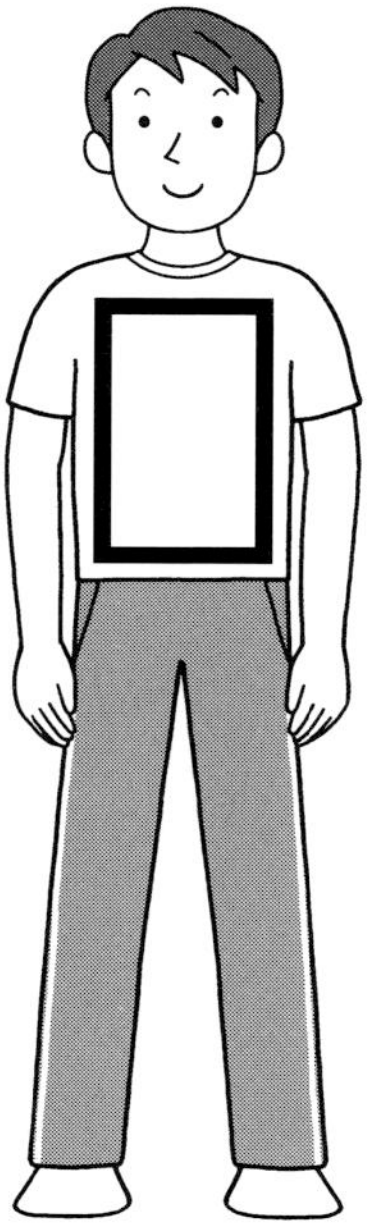

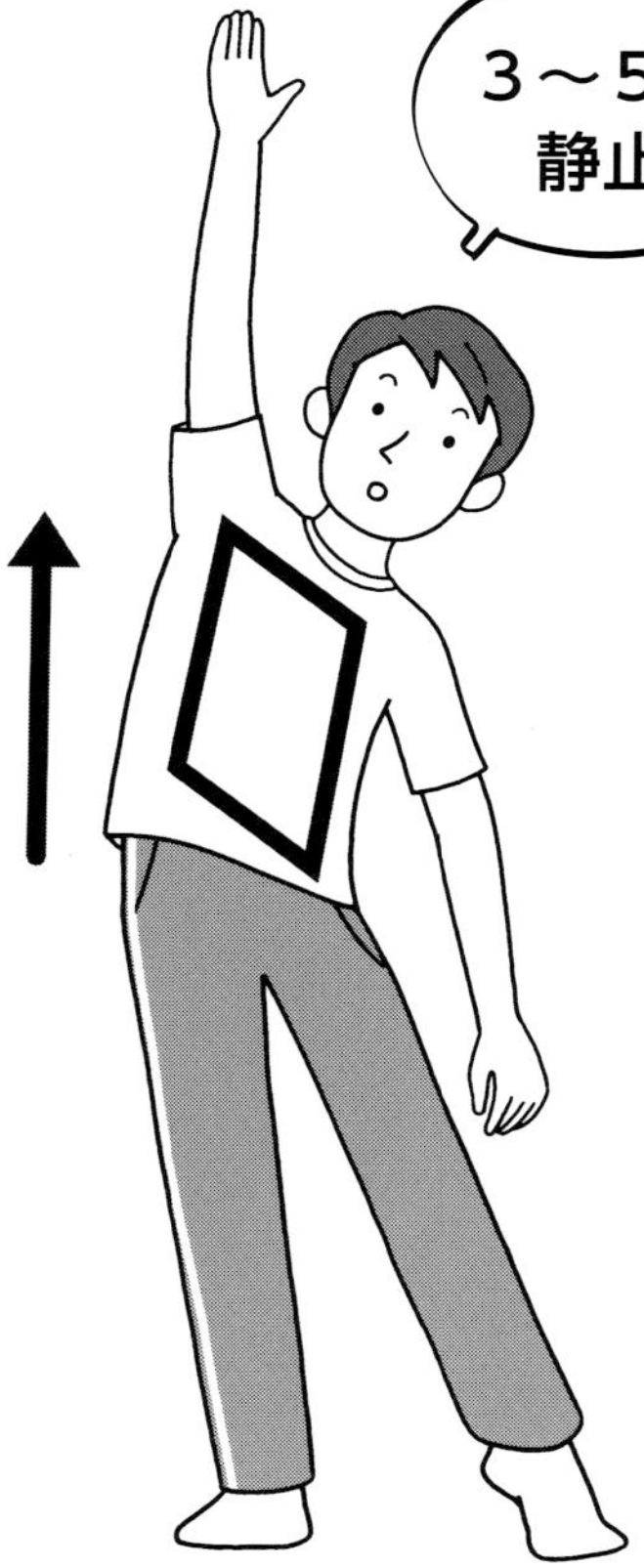

2

右足に体重をかけて左足のかかとをあげ、右手を上げる。
腕が腰から伸びて、中指を上に引っ張られる意識で行う。
顔は正面を向いたまま。息は止めずに、自然な呼吸を心がける。
胴体が、四角形からひし形になるイメージで。
この体勢を3〜5秒保ち、すっと脱力する。
反対側も同様に、左右交互に3回ずつ行う。

背骨を前後に動かす

お尻持ち上げ体操

3～5回

1

仰向けに寝てひざを立て、かかとをお尻に近づける。

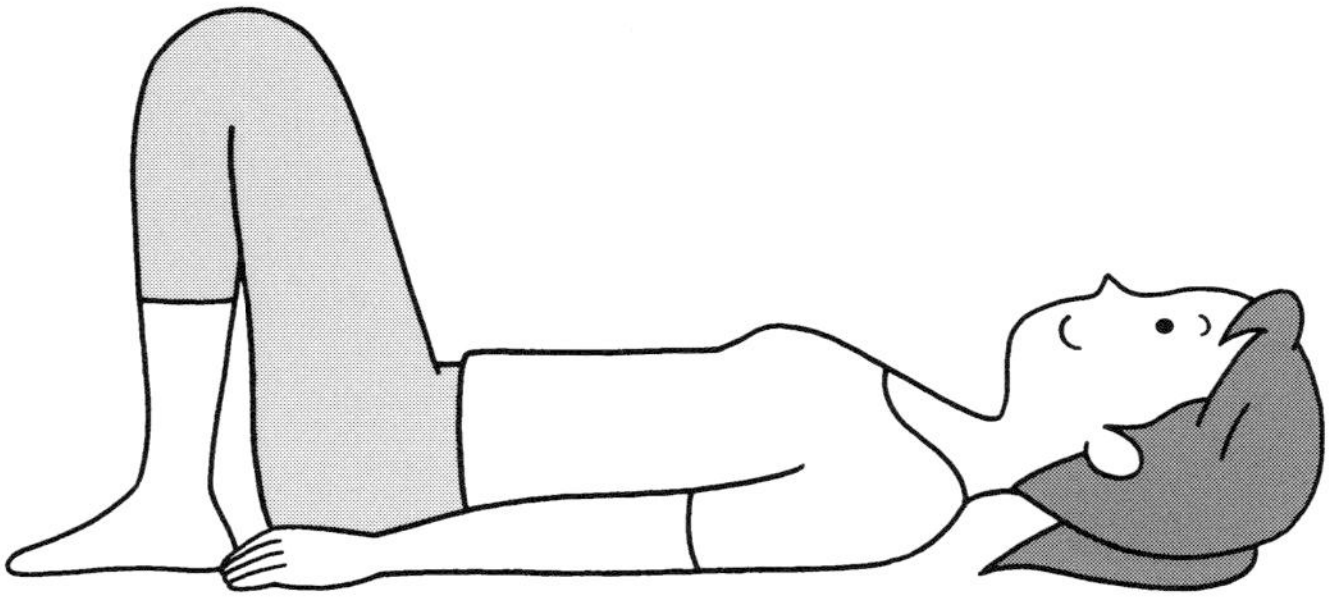

2

息を吸いながら、お尻と背中をゆっくりと持ち上げる。腰を伸ばすことを意識して。伸ばしきったら、この体勢を3～5秒保ち、息を吐きながら、ゆっくりと元の体勢に戻る。

3～5回行う。

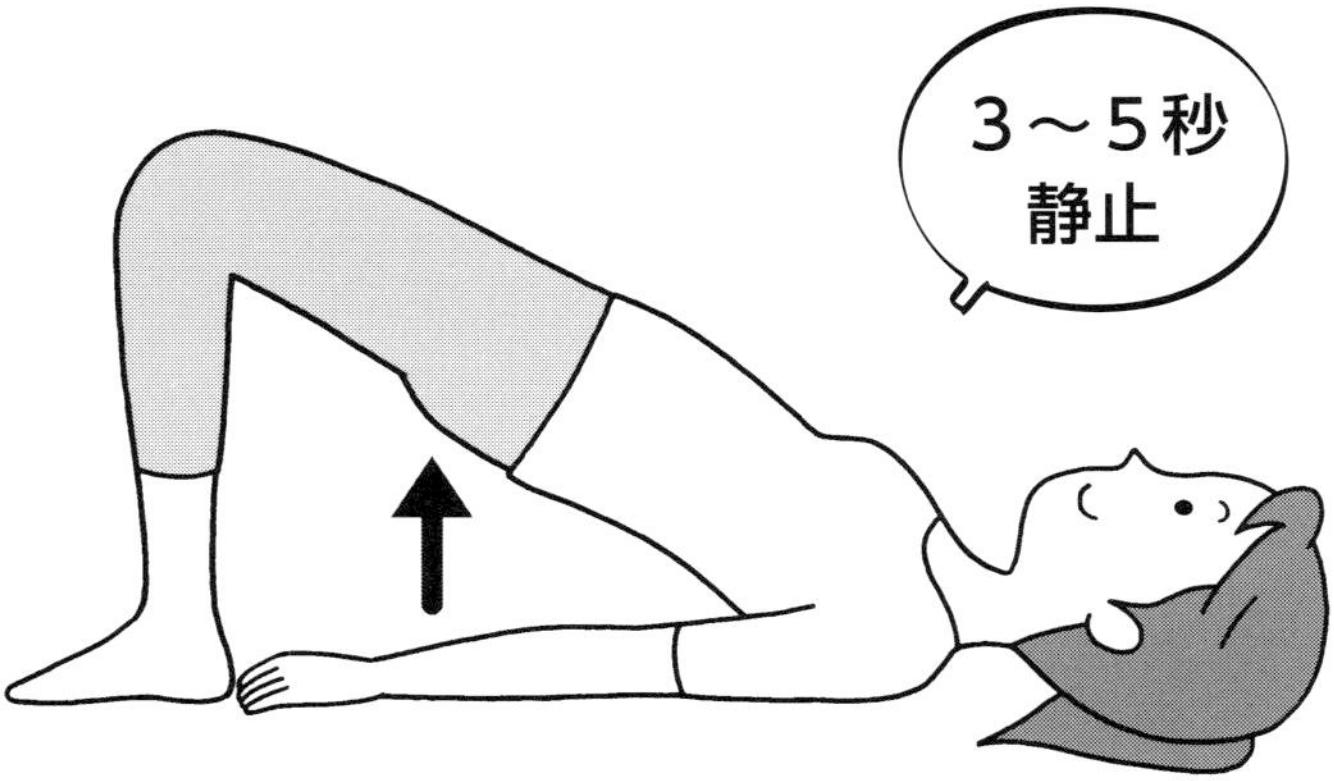

背骨を前後に動かす

腰伸ばし体操

5〜10回

1

足を肩幅に開いて立ち、両手の手のひらをお尻に添える。

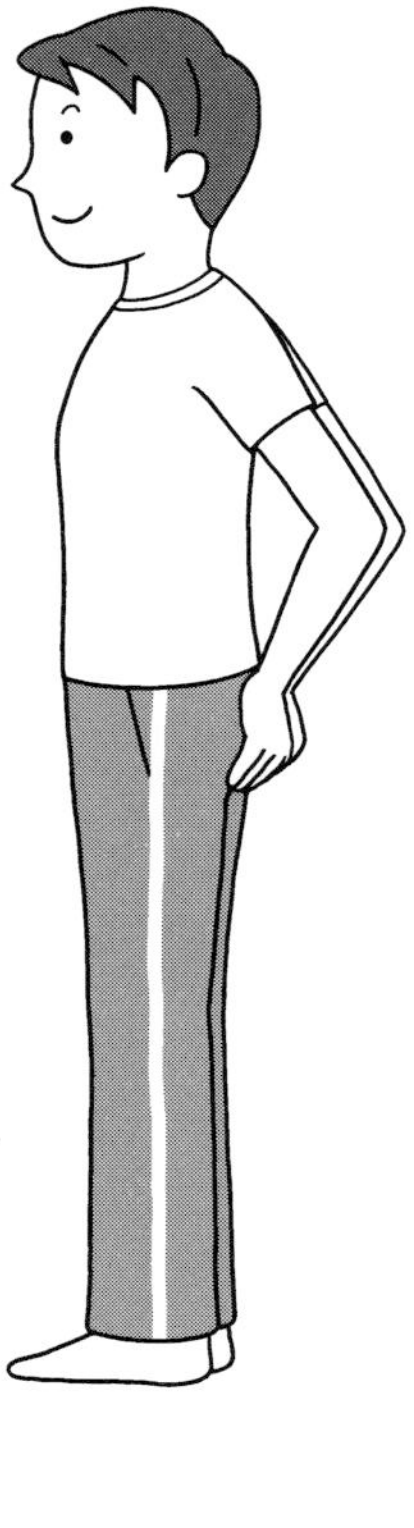

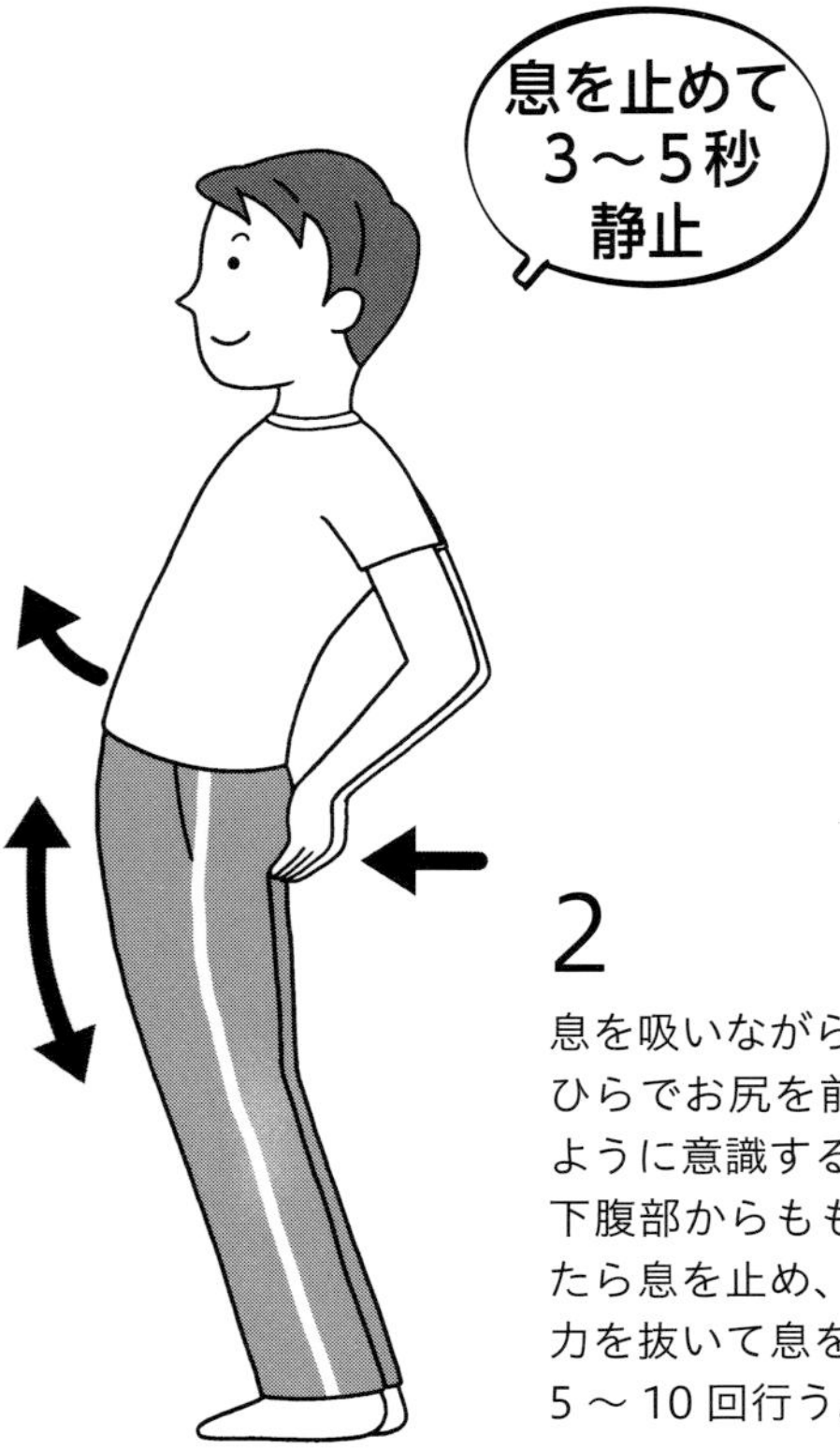

2

息を吸いながら、太ももの付け根が伸びるように、両手のひらでお尻を前に軽く押し出す。おへそを天井に向けるように意識する。

下腹部からももの付け根が十分に伸びていることを感じたら息を止め、この体勢を3～5秒保つ。

力を抜いて息を吐き、ゆっくりと元の体勢に戻る。

5～10回行う。

背骨を前後に動かす

コブラ体操

3～5回

1

床にひじをついて、うつぶせに寝る。

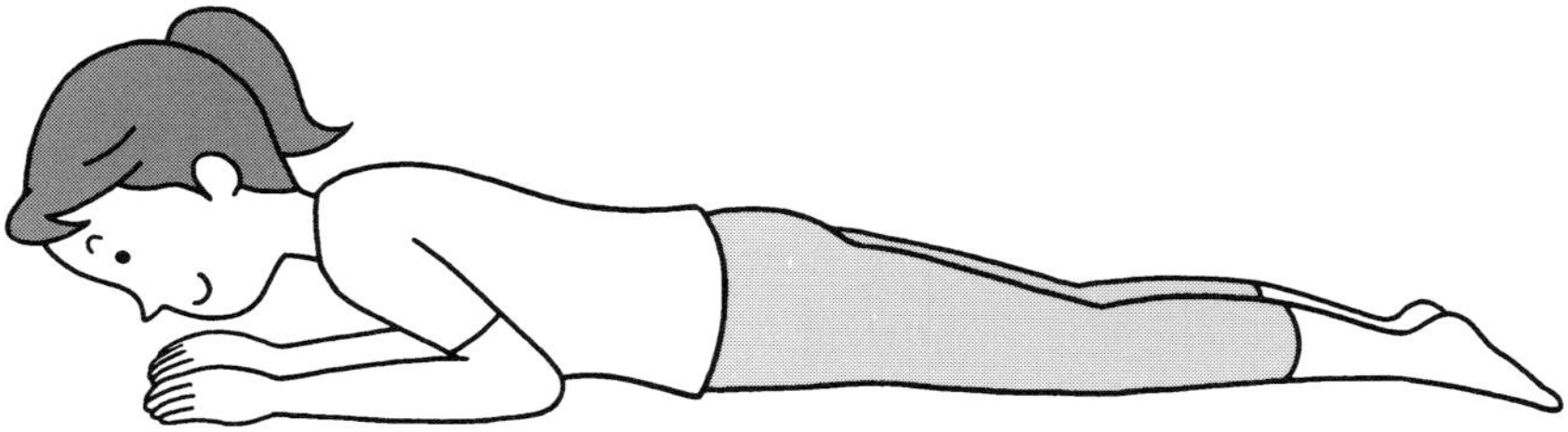

2

息を吸いながら、おなかを縦に伸ばすことを意識して腰を反らし、3～5秒静止する。
息を吐きながら、元の体勢に戻る。
3～5回行う。

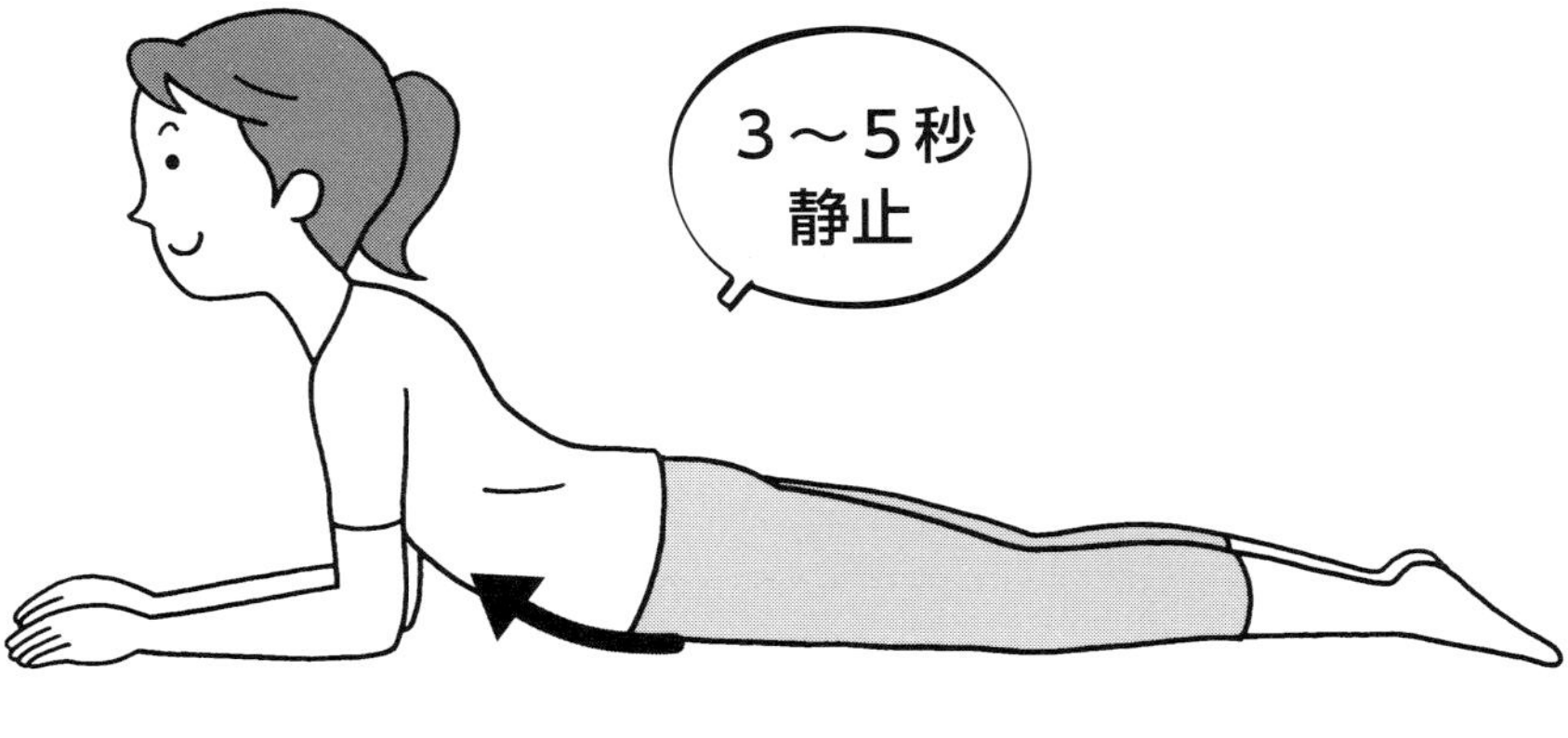

背骨を前後に動かす

猫伸び体操

3～5回

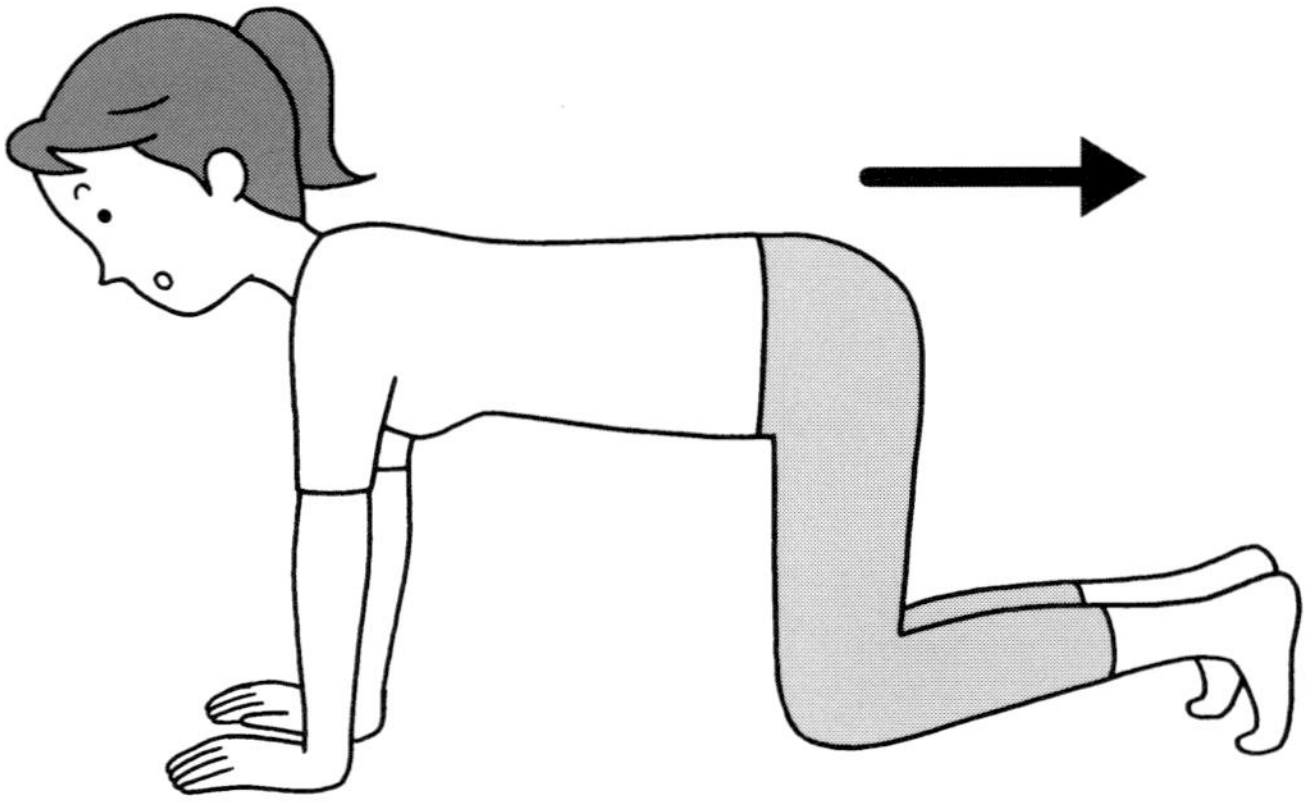

1

四つんばいになり、息を吐きながら、お尻をゆっくりと後ろに引いていく。

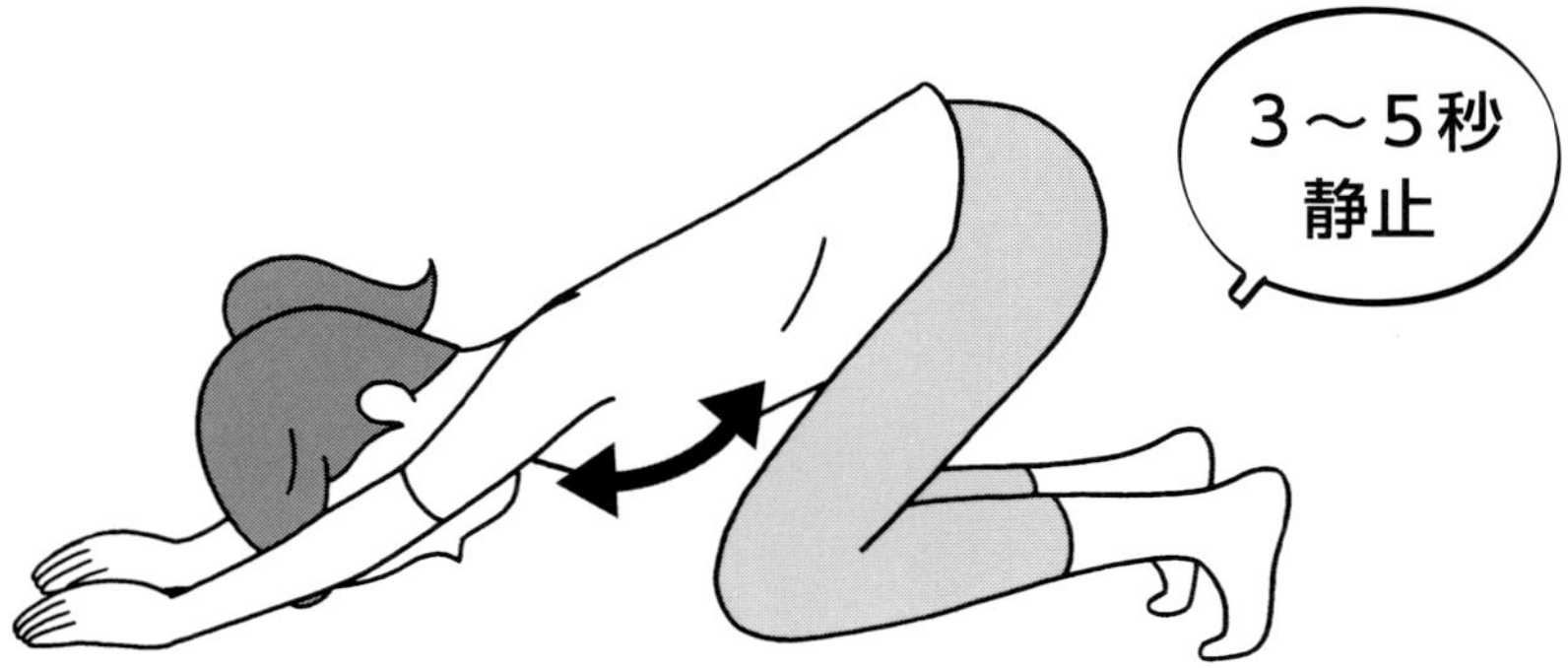

2

胸を縦に伸ばすことを意識しながら伸びをして、3～5秒静止する。
息を吸いながら元の体勢に戻る。
3～5回行う。

股関節を動かす＋背骨をひねる

腰割り体操

3～5回

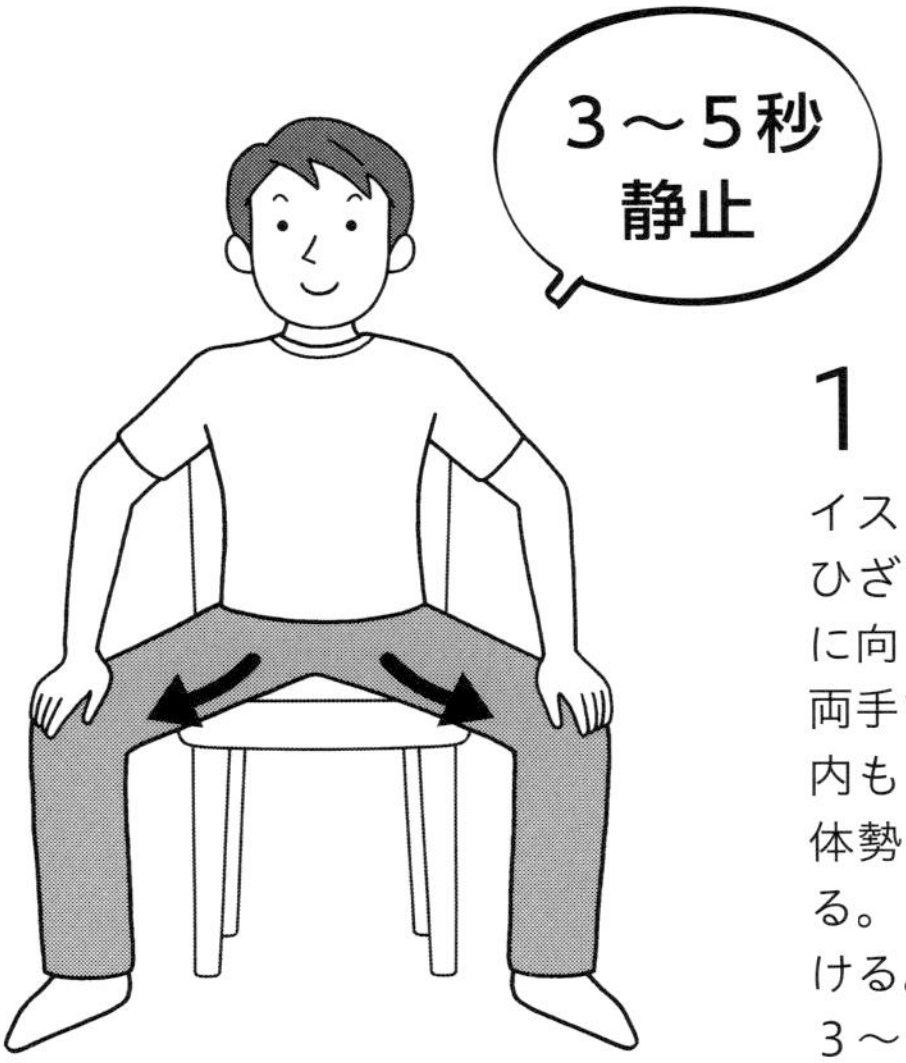

1

イスに浅く座り、足を大きく開いてひざに手を置く。つま先は斜め外側に向ける。

両手でひざを外側に押していく。

内ももが伸びるのを感じたら、その体勢を3～5秒保ち、元の体勢に戻る。息は止めずに自然な呼吸を心がける。

3～5回行う。

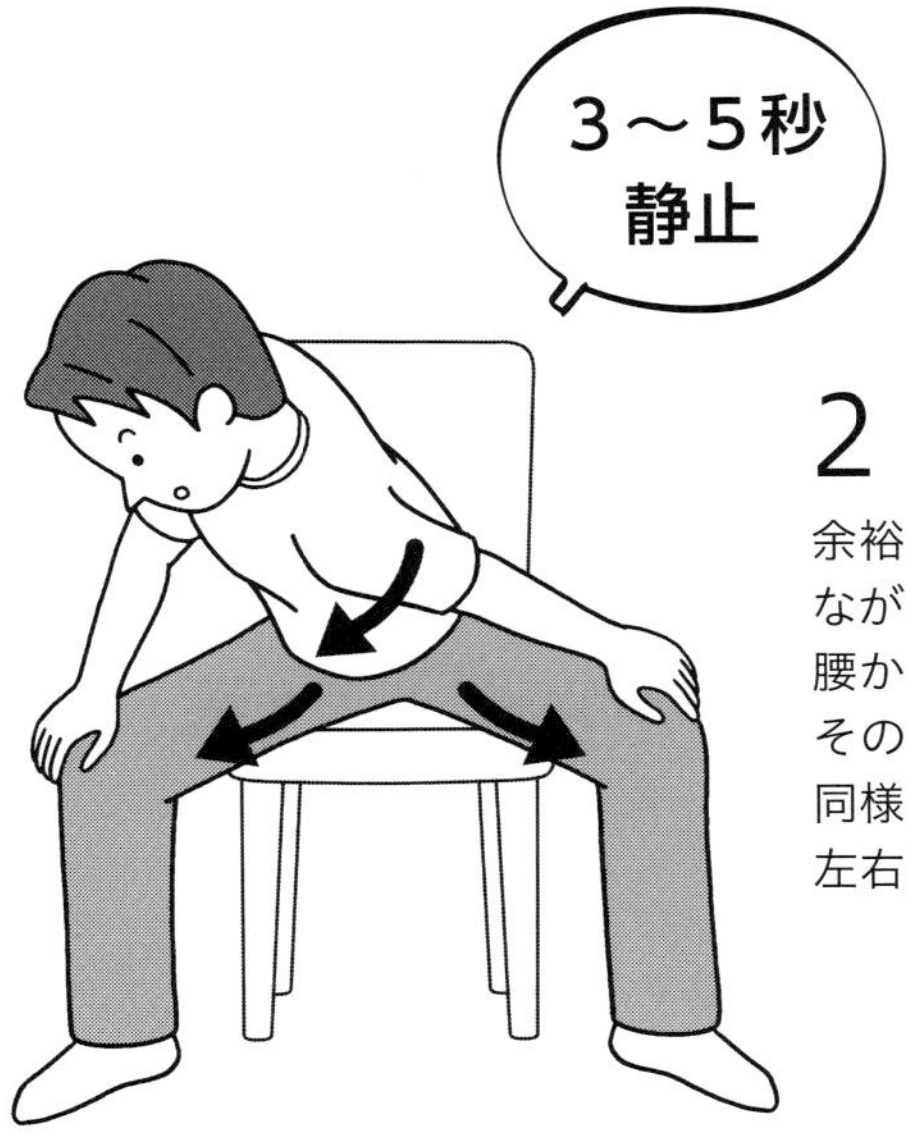

2

余裕がある人は、ひざを外側に押しながら、からだをひねる。

腰からひねるように意識して。

その体勢を3～5秒保ち、反対側も同様に行う。

左右交互に3～5回ずつ行う。

背骨を前後に動かす

足裏引きつけ体操

左右交互に３回ずつ

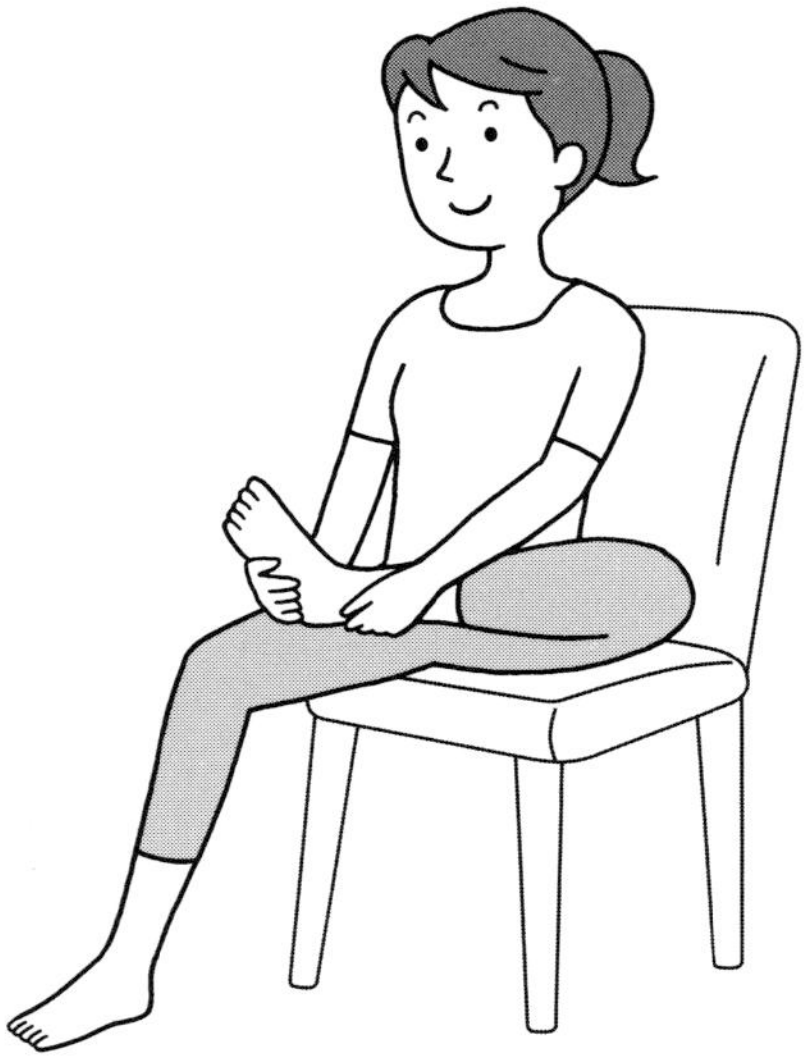

1

イスに浅く座って、両手で片足の甲を持つ。

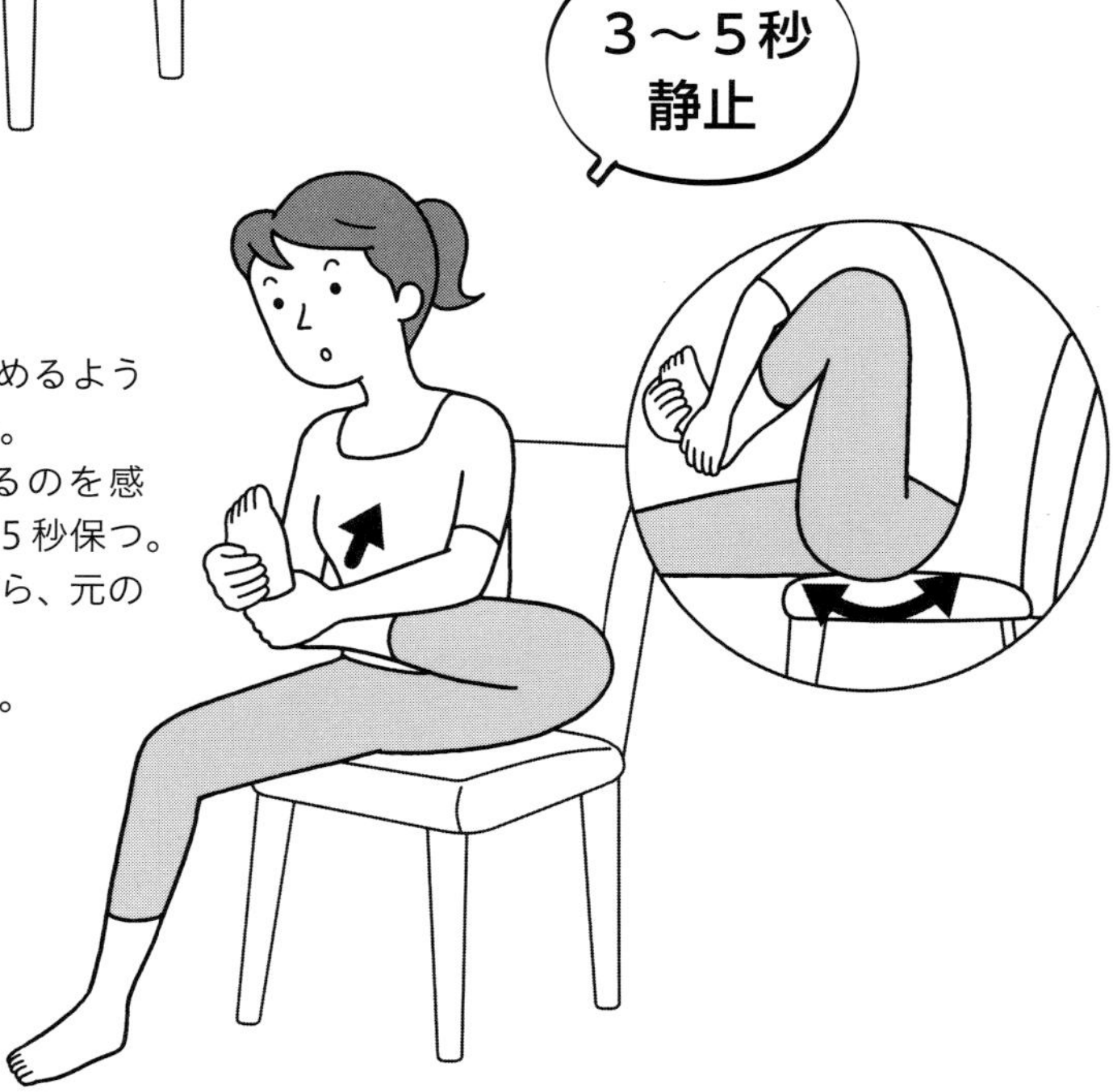

2

腰を丸めて、足を抱きしめるように、足裏を胸に近づける。
お尻の筋肉が伸びているのを感じたら、その体勢を３～５秒保つ。
腰をゆっくり伸ばしながら、元の体勢に戻る。
左右交互に３回ずつ行う。

背骨を左右に動かす

股関節じんわり体操

左右5回ずつ

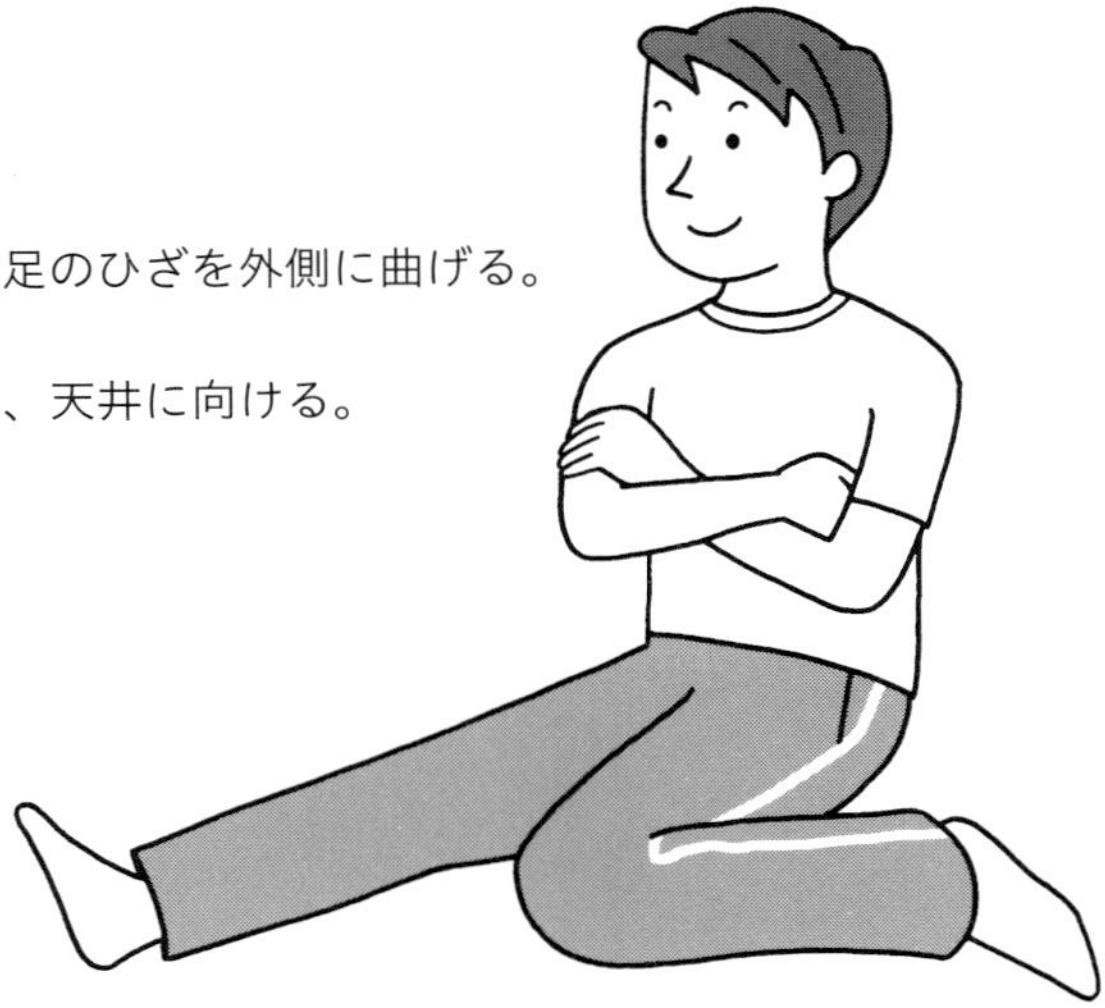

1

床に足を伸ばして座り、片足のひざを外側に曲げる。
90 度よりやや深く曲げる。
伸ばしている足のつま先は、天井に向ける。

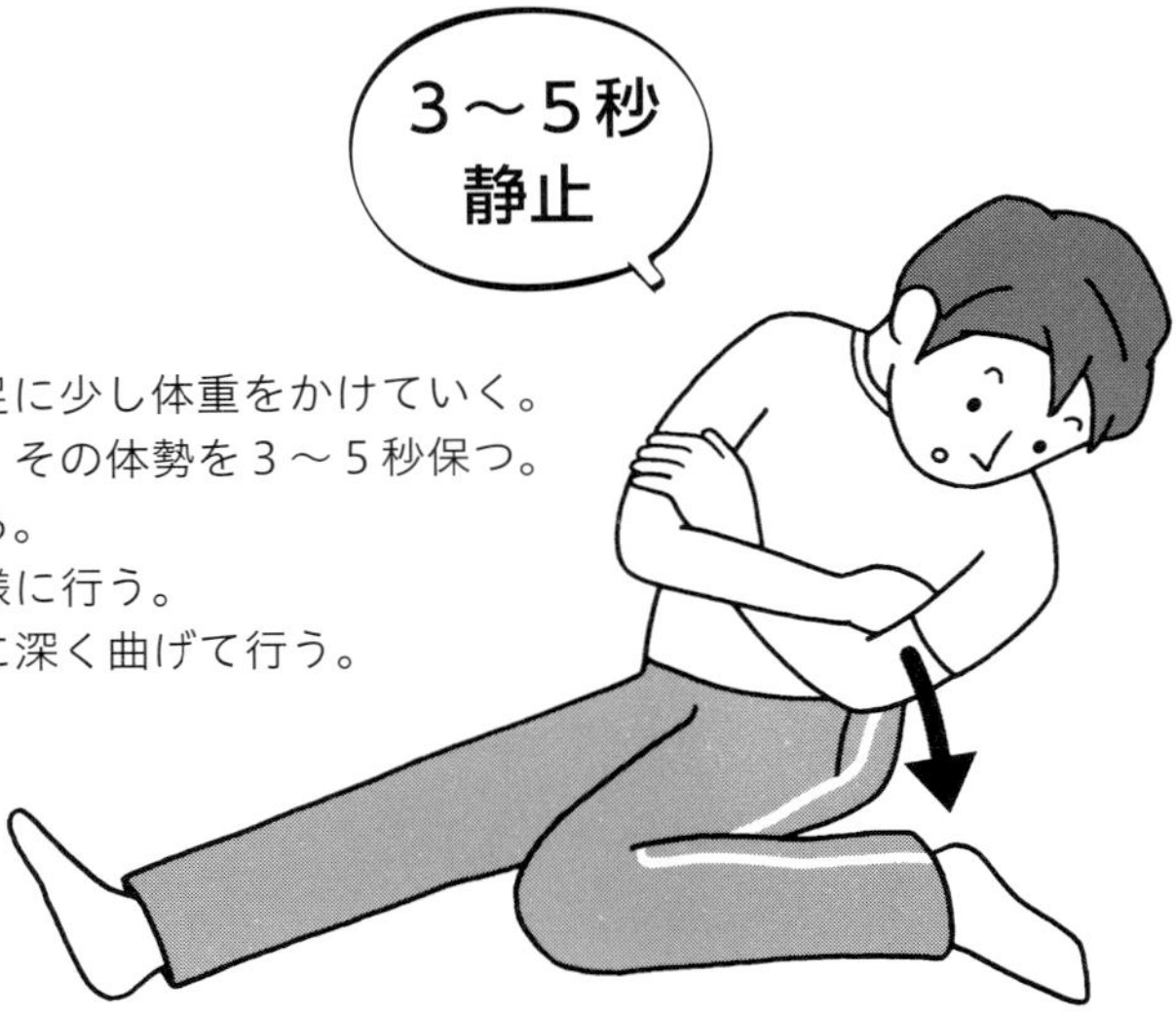

2

息を吐きながら、曲げている足に少し体重をかけていく。
股関節が伸びるのを感じたら、その体勢を3～5秒保つ。
息を吸いながら元に体勢に戻る。
5回行ったら、足を変えて同様に行う。
ひざが痛ければ、ひざをさらに深く曲げて行う。

もも裏伸ばし体操

左右5回ずつ

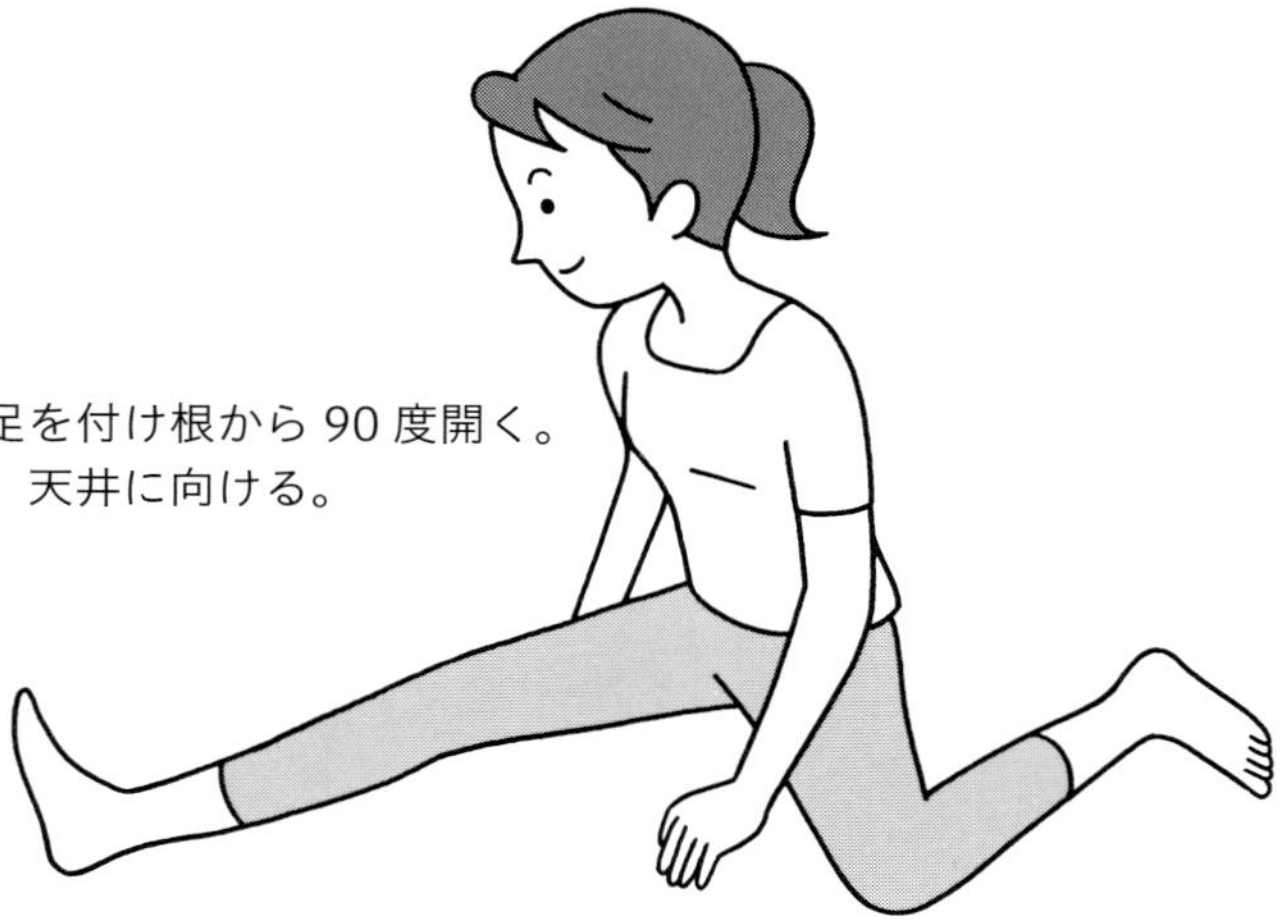

1

床に足を伸ばして座り、
ハードルを飛ぶように、片足を付け根から 90 度開く。
伸ばしている足のつま先は、天井に向ける。

2

息を吐きながら、伸ばしている足に向かって、ももの付け根からからだを倒す。
もも裏が気持ちよく伸びるのを感じたら、その体勢を 3 ～ 5 秒保つ。
息を吸いながら元の体勢に戻る。
5回行ったら、足を変えて同様に行う。

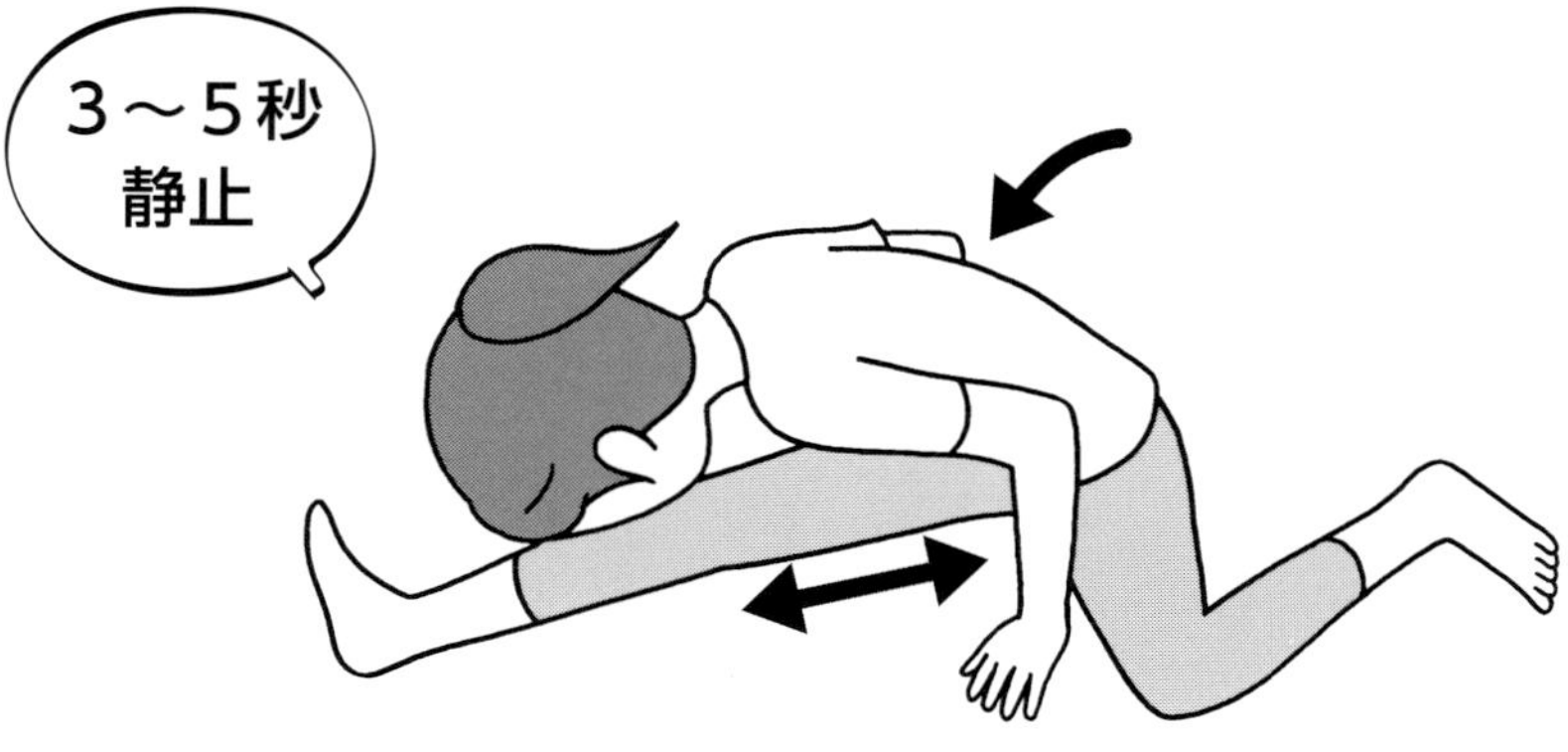

PART 3

ひざ痛に効く!「体芯力」体操

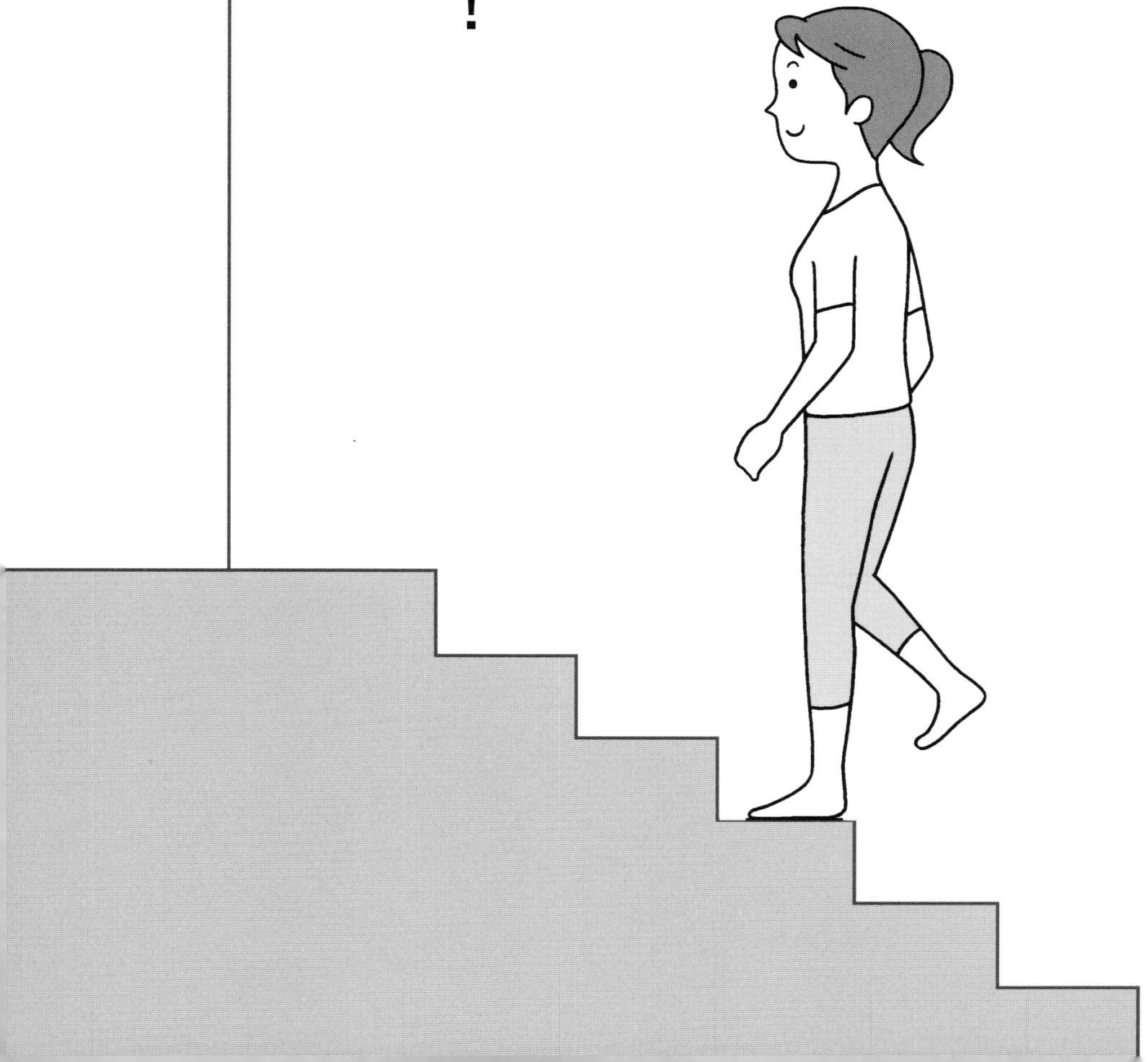

▼ひざ痛には、内側・外側・前側・後ろ側の4つのタイプがある

　ひざ痛には、４つのタイプがあります。ひざの内側が痛いタイプ、外側が痛いタイプ、前側が痛いタイプ、後ろ側が痛いタイプです。

　ＰＡＲＴ１で述べた通り、いずれのタイプでも、おおもとの原因は、体芯筋＝大腰筋のコリにある場合がほとんどです。特に、大腰筋の割と下のほうがより凝り固まっている方が多いようです。「ひざ痛に効く『体芯力』体操」で筋肉を動かしてコリを解消し、大腰筋を柔らかくしていきましょう。

「ひざ痛に効く『体芯力』体操」も、体芯筋＝大腰筋を動かすために、大腰筋が直接つながっている背骨と股関節を動かす動きで構成されています。

　痛みがある人でも無理なくできる動きになっているので、症状に合わせてお試しください。

　ひざ痛の場合、筋膜の異常で痛みが出ている人より、筋肉のコリによって神経が圧迫されて痛みが出ている人のほうが多いようです。どこの神経が圧迫されているかに

よって痛みが出る側が変わりますが、痛くなる原理はいずれも一緒です。

また、私たちのからだは、歩いたり走ったりするとき、本来、腰を左右に回転させて足を前に出すようにできています。ところが、大腰筋＝体芯筋が凝り固まっている人は、腰が回らなくなっています。そのため、ひざの動きに頼った歩き方や走り方になるため、ひざに負担がかかり、さまざまな痛みが現れてくるケースもあります。

筋膜の異常により痛みが出ている場合は、大腰筋が硬くなって縮んでいるために、股関節を介してつながっているものの筋肉の付け根周辺のじん帯が引っ張られ、その筋膜がひきつることで痛みが発生していると考えられます。どちら側の筋膜が引っ張られているかによって痛みが出る側が変わってきますが、痛みが出る原理はいずれも一緒です。

このように、ひざの痛みは一見複雑ですが、おおもとの問題は、結局、体芯筋の問題であることがほとんどだと思われます。

なお、体操を行うときは、可能な範囲で、痛みのあるほうの足を長めに、回数を多めにやってください。

からだの左右のバランスが崩れていると、痛みや不調の原因になります。体操でバランスを整えていくように意識しましょう。

背骨を前後に動かす

片足付け根伸ばし体操

左右３～５回ずつ

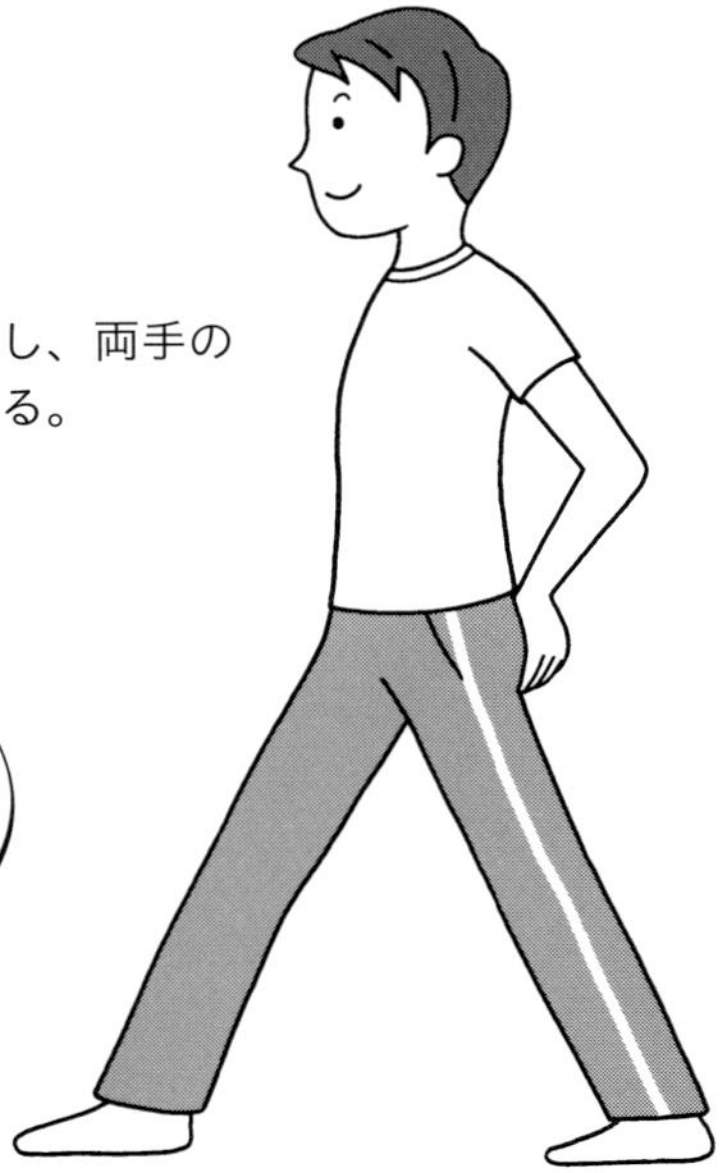

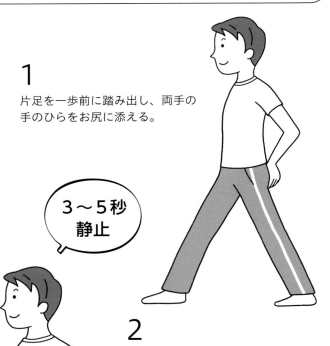

1

片足を一歩前に踏み出し、両手の手のひらをお尻に添える。

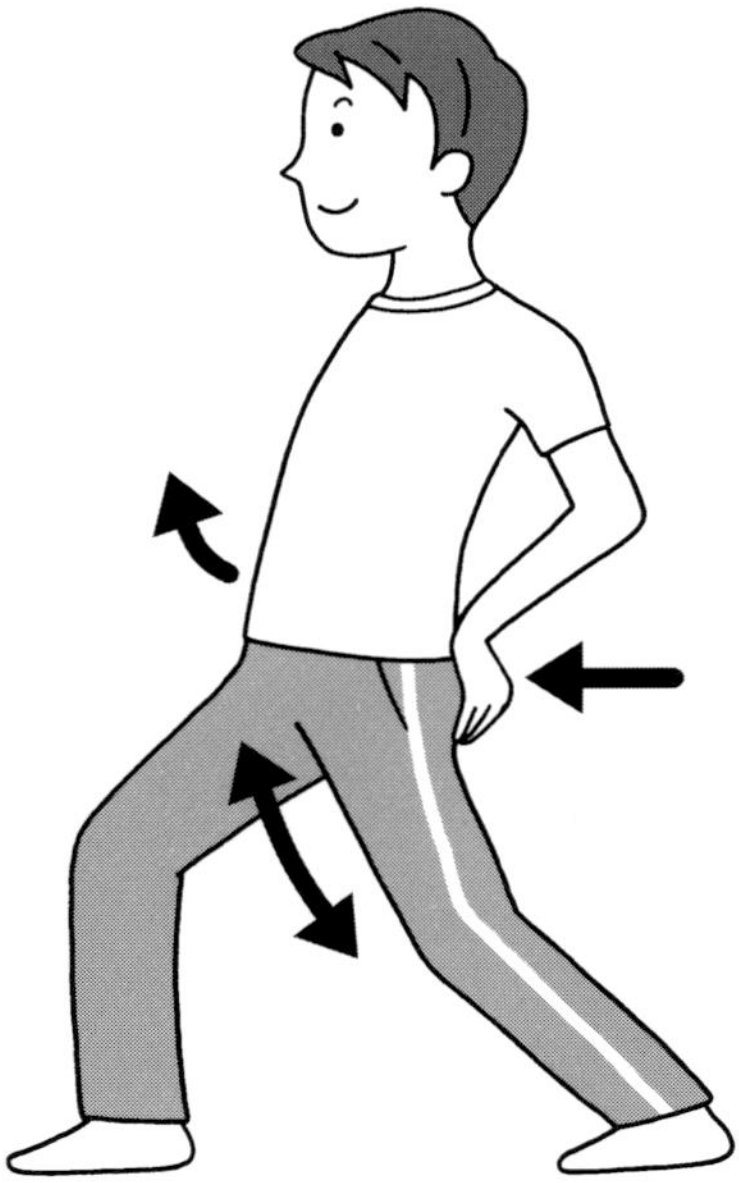

2

息を吸いながら、後ろの足の太ももの付け根が伸びるように、両手のひらでお尻を前に軽く押し出す。

おへそを天井に向けるように意識する。太ももの付け根が十分に伸びていることを感じながら、この体勢を３～５秒保ち、息を吐きながら、ゆっくりと元の体勢に戻る。

３～５回行ったら、足を反対にして同様に行うが、痛いひざのほうを長めに行う。

また、痛みが強ければ、コリがとれるくらいまで、できるだけ多く行う。

背骨を左右に動かす

かかし体操

5往復

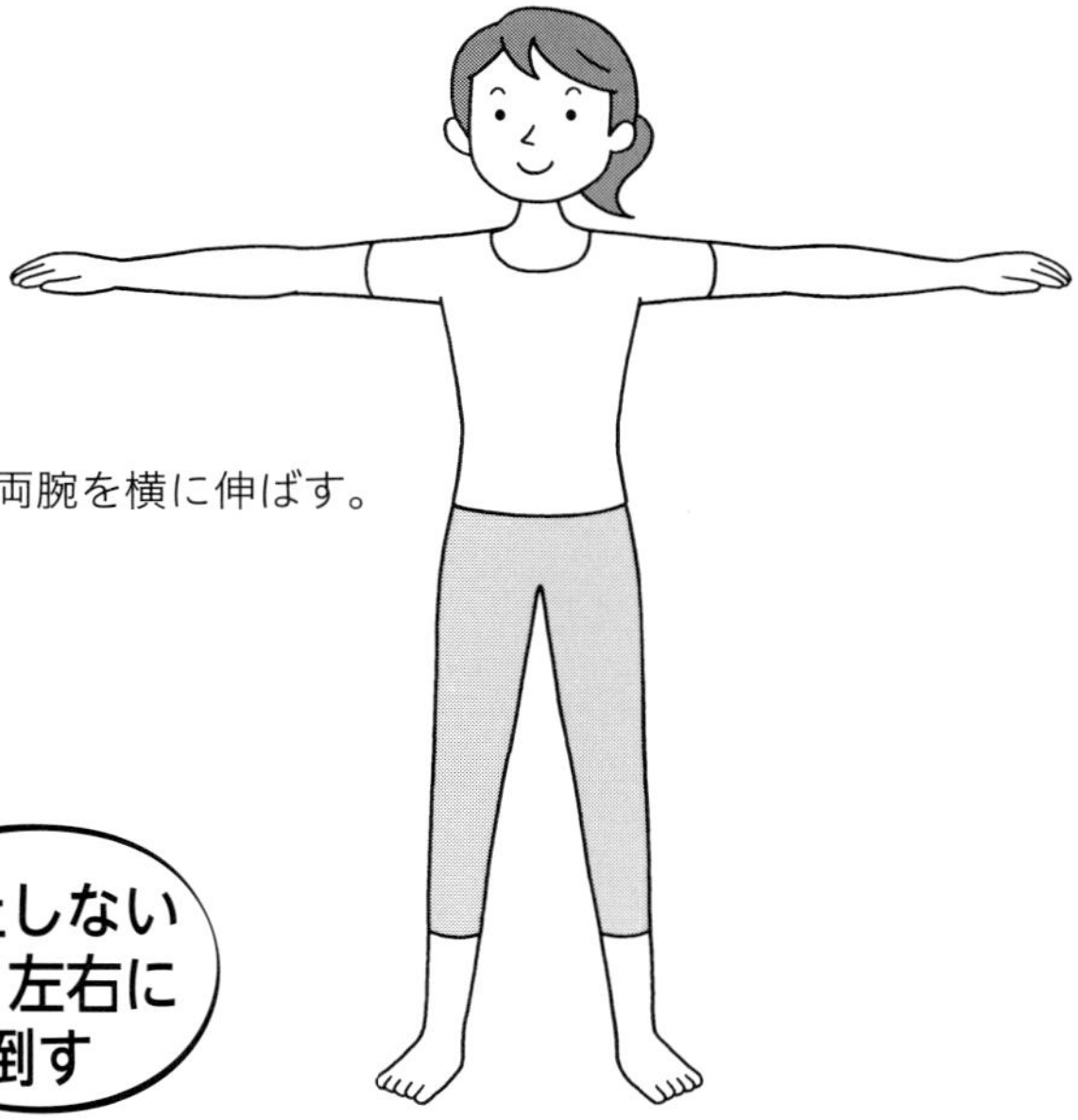

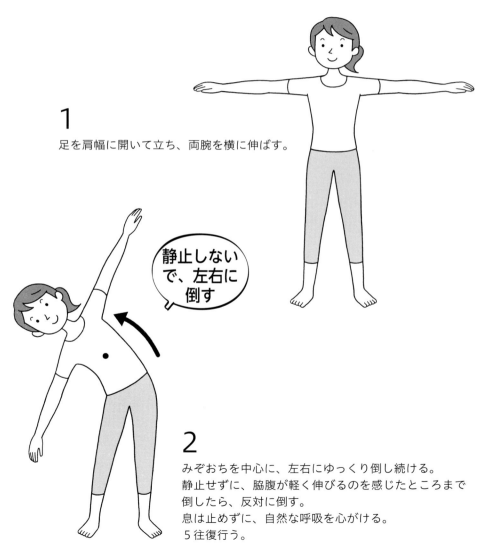

1

足を肩幅に開いて立ち、両腕を横に伸ばす。

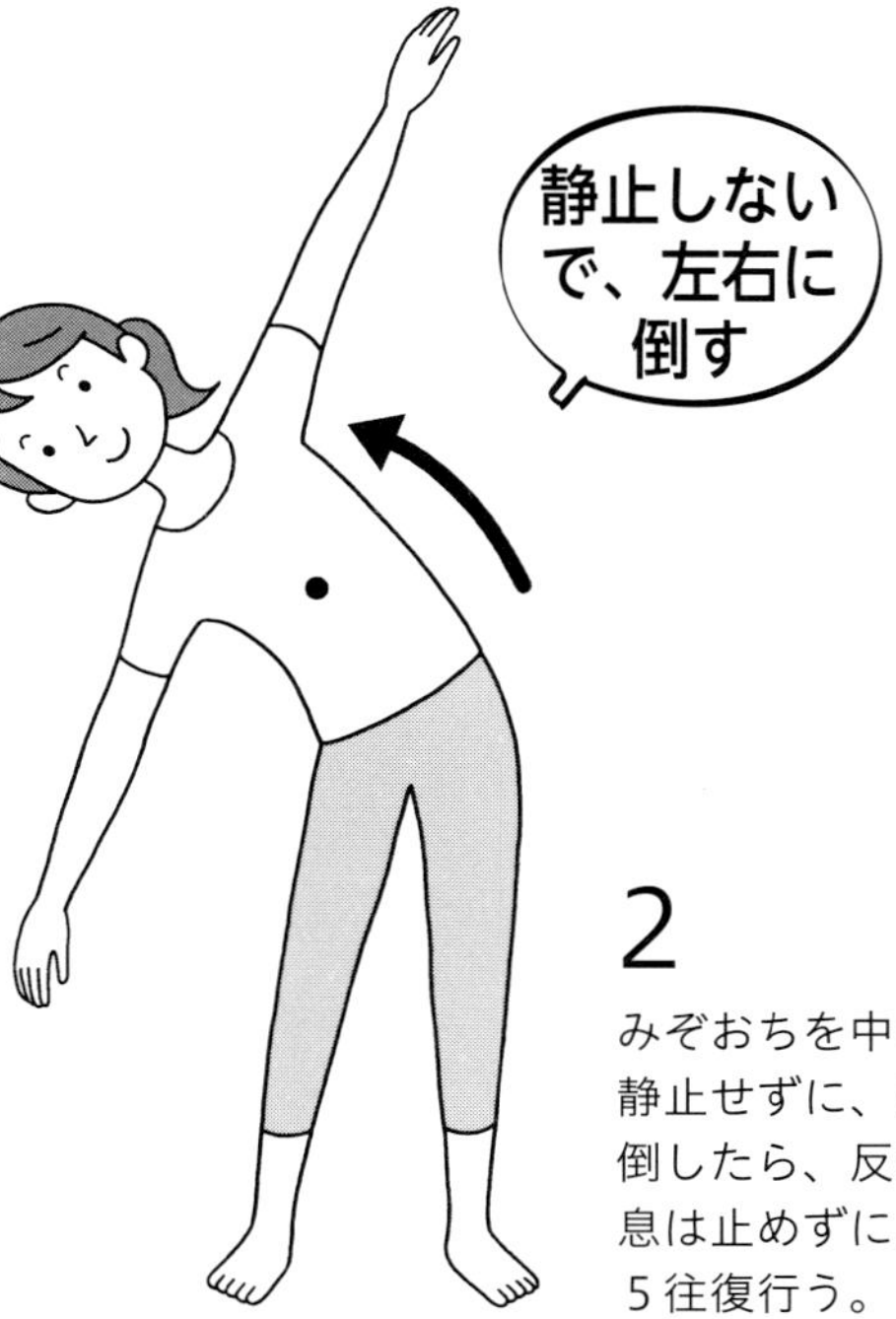

2

みぞおちを中心に、左右にゆっくり倒し続ける。
静止せずに、脇腹が軽く伸びるのを感じたところまで倒したら、反対に倒す。
息は止めずに、自然な呼吸を心がける。
5往復行う。

股関節を動かす＋背骨をひねる

腰割り体操

3～5回

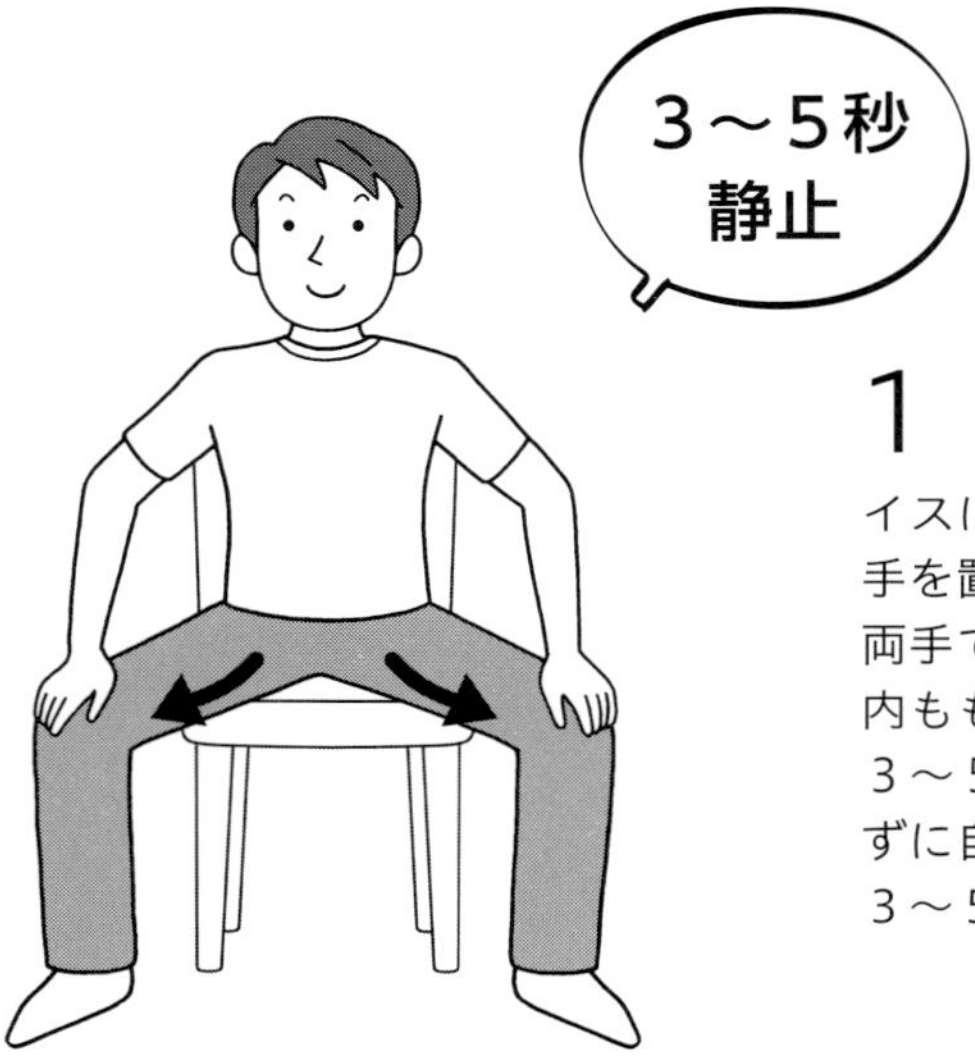

1

イスに浅く座り、足を大きく開いてひざに手を置く。つま先は斜め外側に向ける。

両手でひざを外側に押していく。

内ももが伸びるのを感じたら、その体勢を３～５秒保ち、元の体勢に戻る。息は止めずに自然な呼吸を心がける。

３～５回行う。

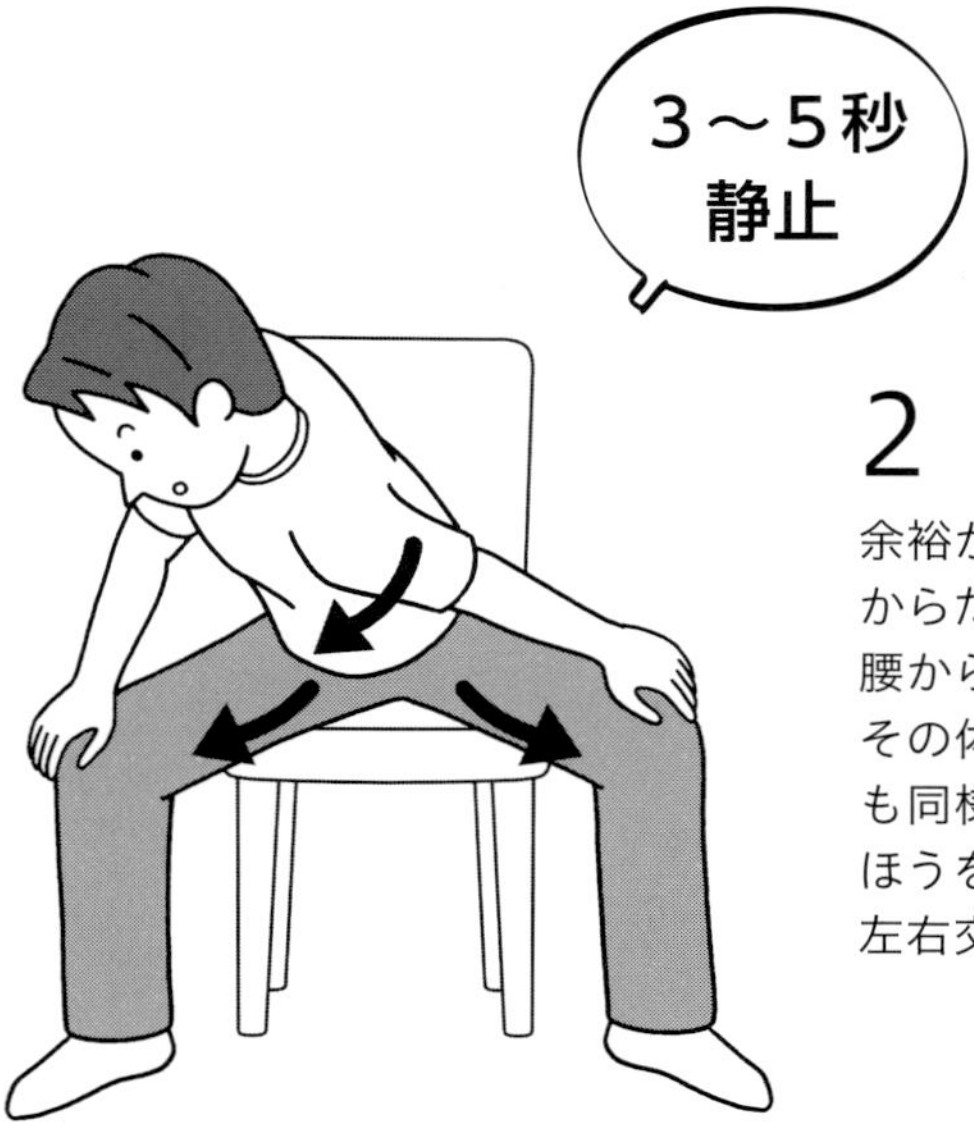

2

余裕がある人は、ひざを外側に押しながら、からだをひねる。

腰からひねるように意識して。

その体勢を３～５秒を目安に保ち、反対側も同様に行うが、痛いひざと反対にひねるほうを長めに行う。

左右交互に３～５回ずつ行う。

背骨を前後に動かす

足裏引きつけ体操

左右交互に3回ずつ

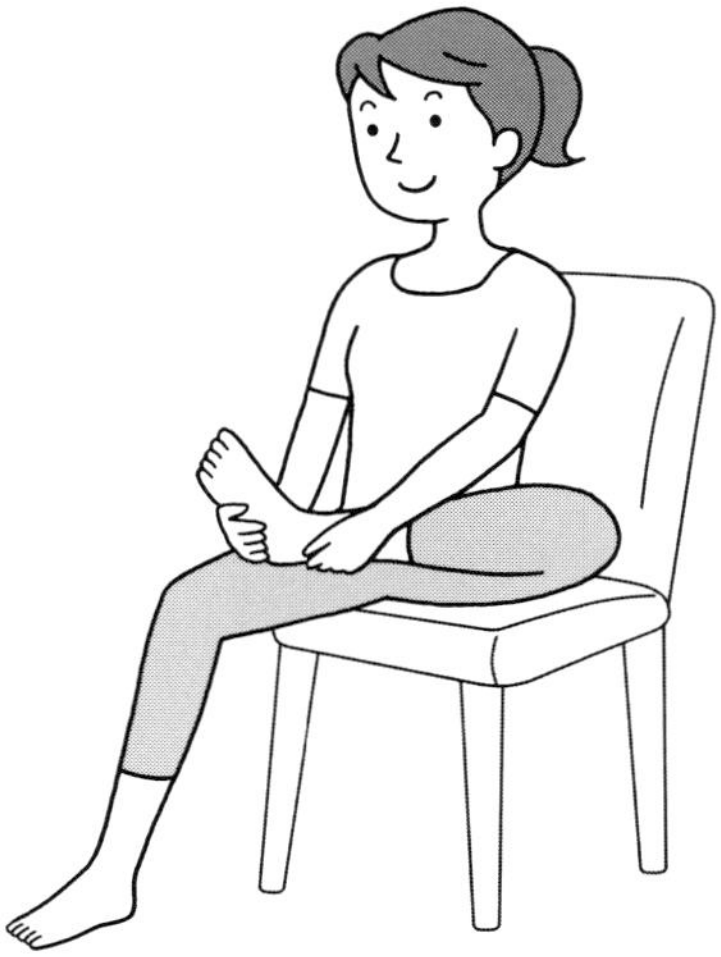

1

イスに浅く座って、両手で片足の甲を持つ。

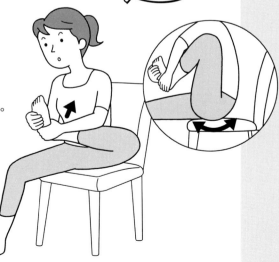

2

腰を丸めて、足を抱きしめるように、足裏を胸に近づける。
お尻の筋肉が伸びているのを感じたら、その体勢を3～5秒保つ。
腰をゆっくり伸ばしながら、元の体勢に戻る。
左右交互に3回ずつ行うが、痛いほうの足を長めに行う。

背骨を左右に動かす

かかし体操

5往復

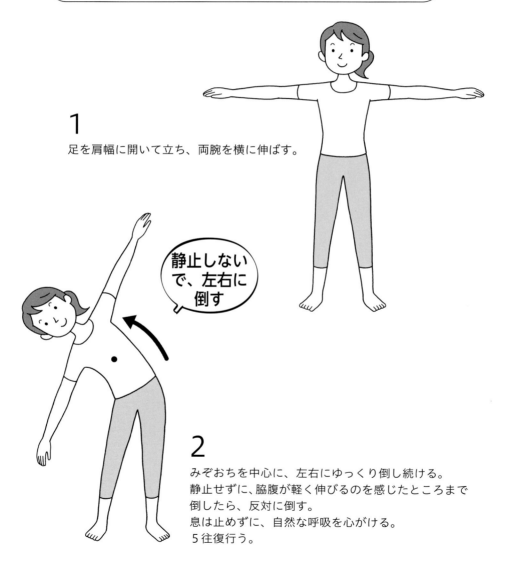

1

足を肩幅に開いて立ち、両腕を横に伸ばす。

2

みぞおちを中心に、左右にゆっくり倒し続ける。
静止せずに、脇腹が軽く伸びるのを感じたところまで倒したら、反対に倒す。
息は止めずに、自然な呼吸を心がける。
5往復行う。

背骨をひねる

足またぎ体操

左右3〜5回ずつ

1

両足をまっすぐに伸ばして座り、両手を後ろにつく。

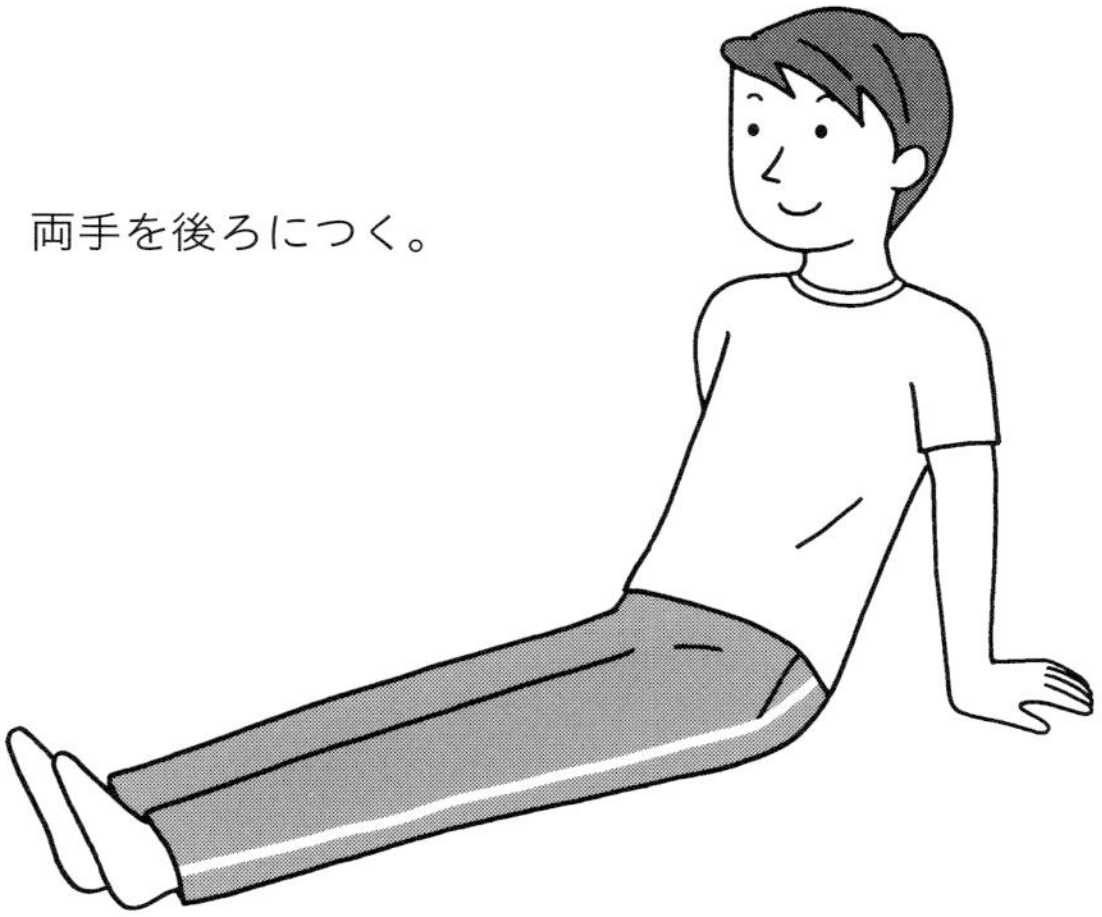

2

右足を持ち上げ、ゆっくりと腰をひねって左足をまたぎ、またゆっくり元の体勢に戻る。ひねるときは、みぞおちからひねるように意識する。

右足を3〜5回行ったら、左足も同様に行うが、硬く感じるほうの足を長めに行う。

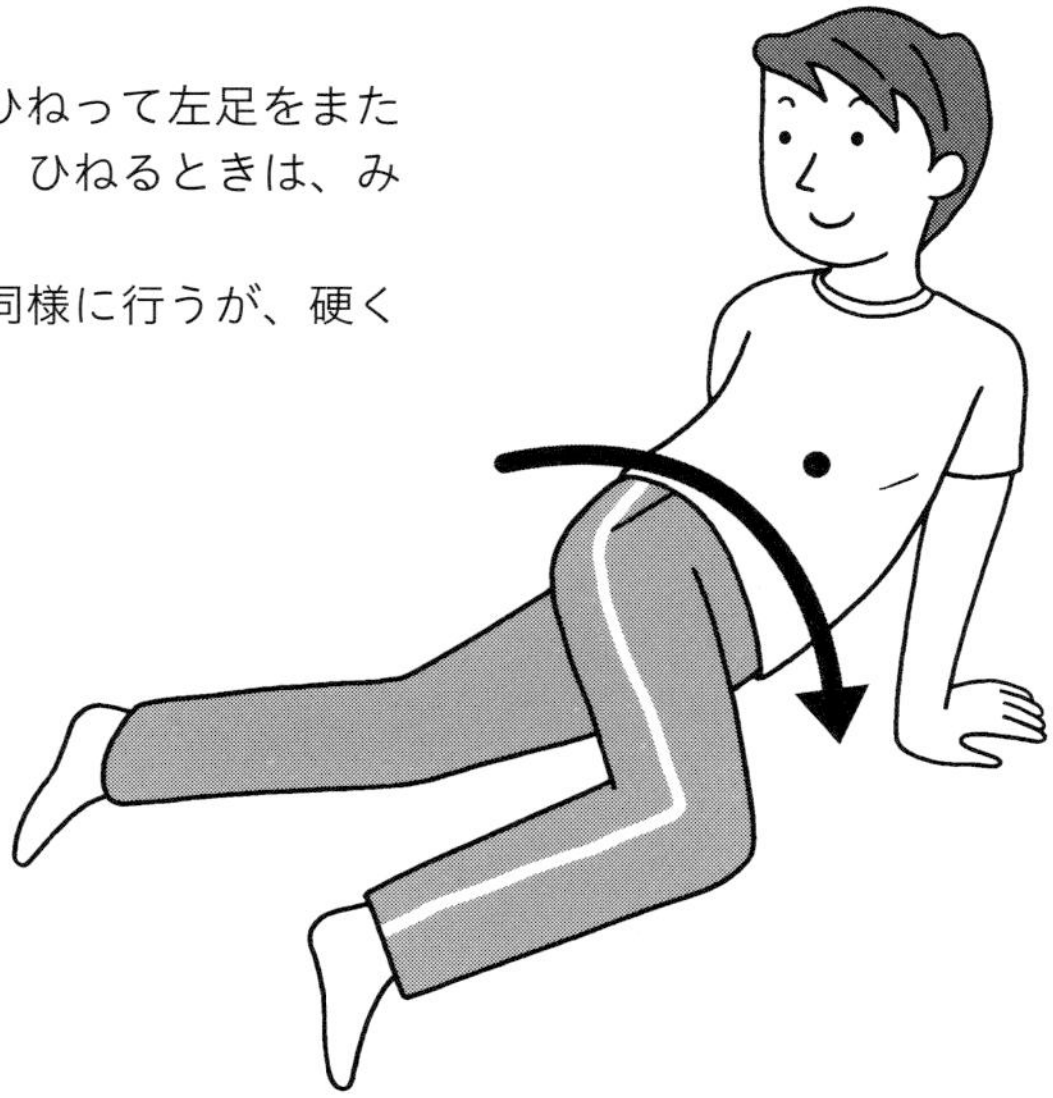

股関節を動かす

片足もも前伸ばし体操

左右3回ずつ

1

壁やイスの背などを支えにして、足を前後に開いて立つ。

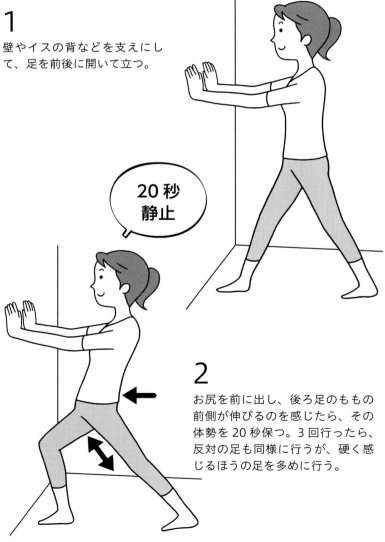

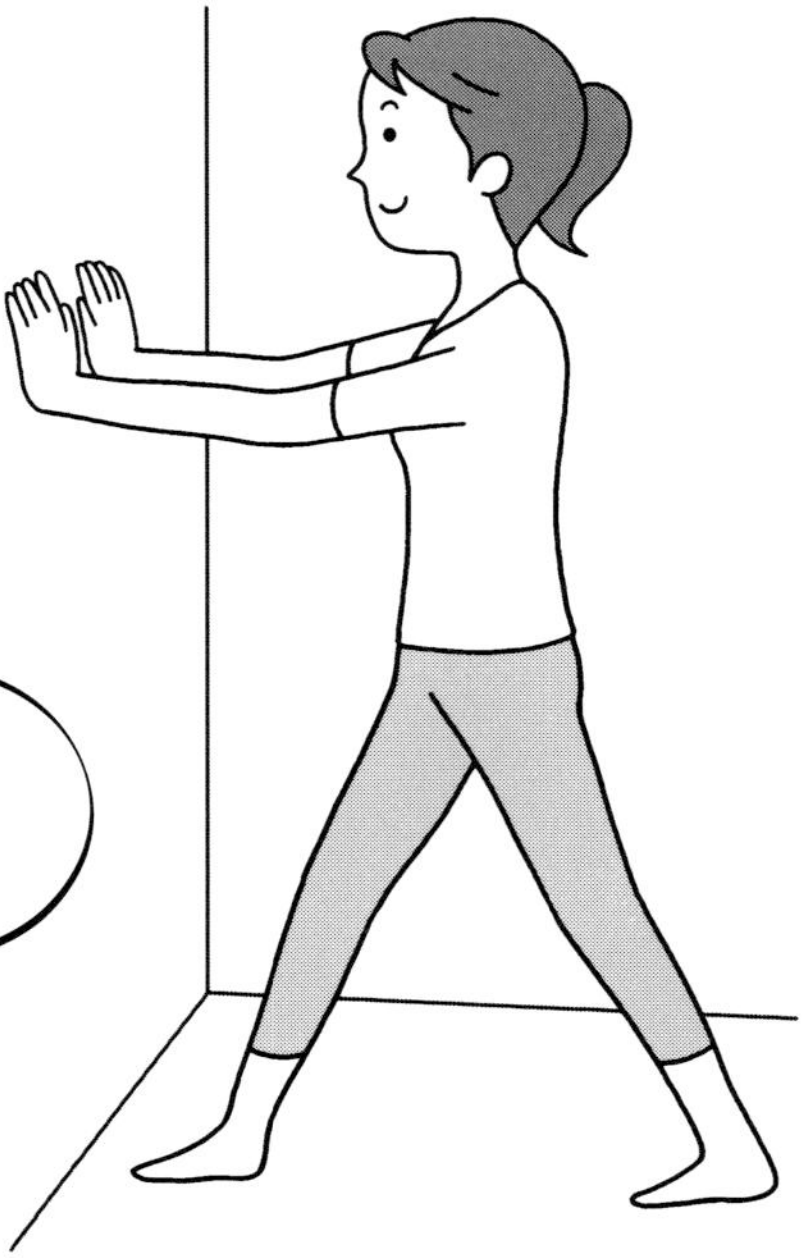

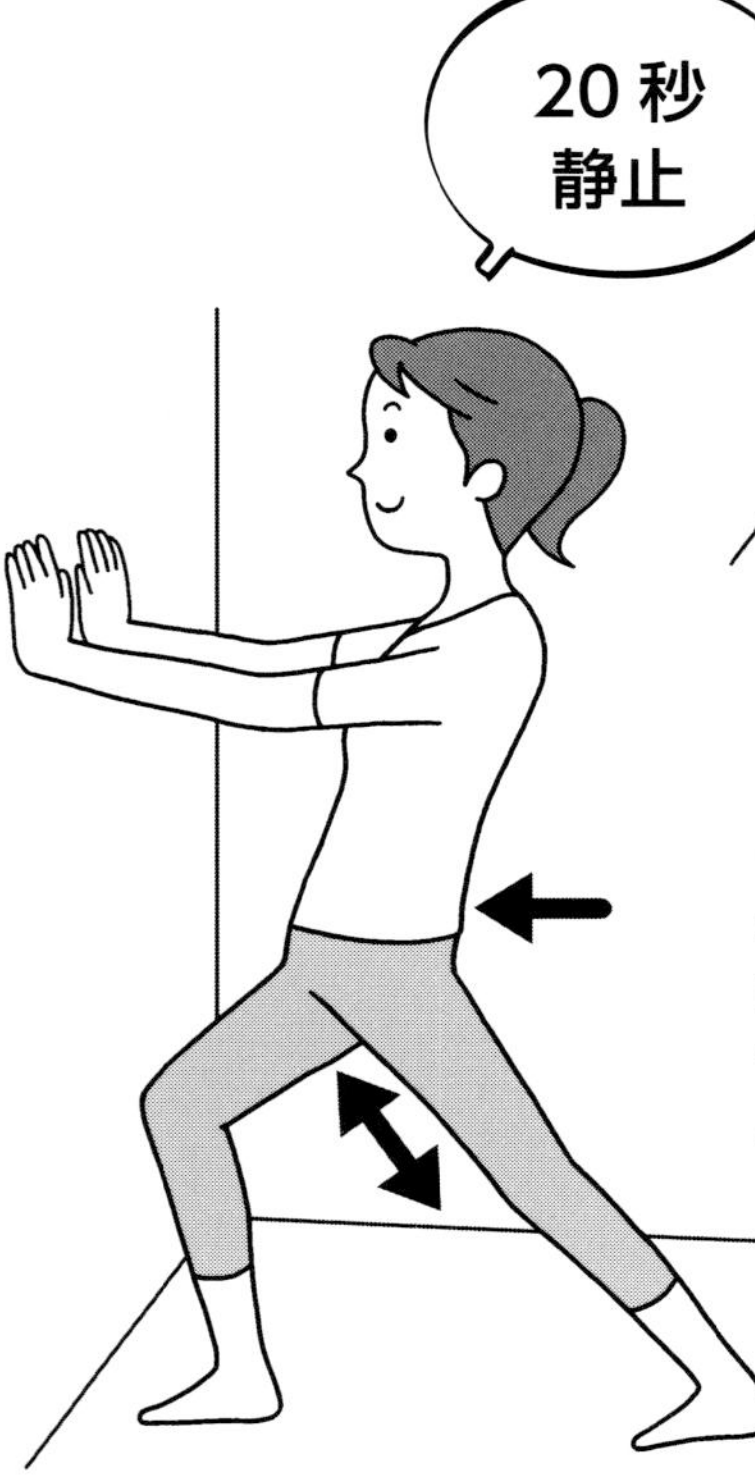

2

お尻を前に出し、後ろ足のももの前側が伸びるのを感じたら、その体勢を20秒保つ。3回行ったら、反対の足も同様に行うが、硬く感じるほうの足を多めに行う。

股関節を動かす

片足バッタ体操

左右3〜5回ずつ

1

うつ伏せになって、重ねた両手に顎かおでこを乗せる。

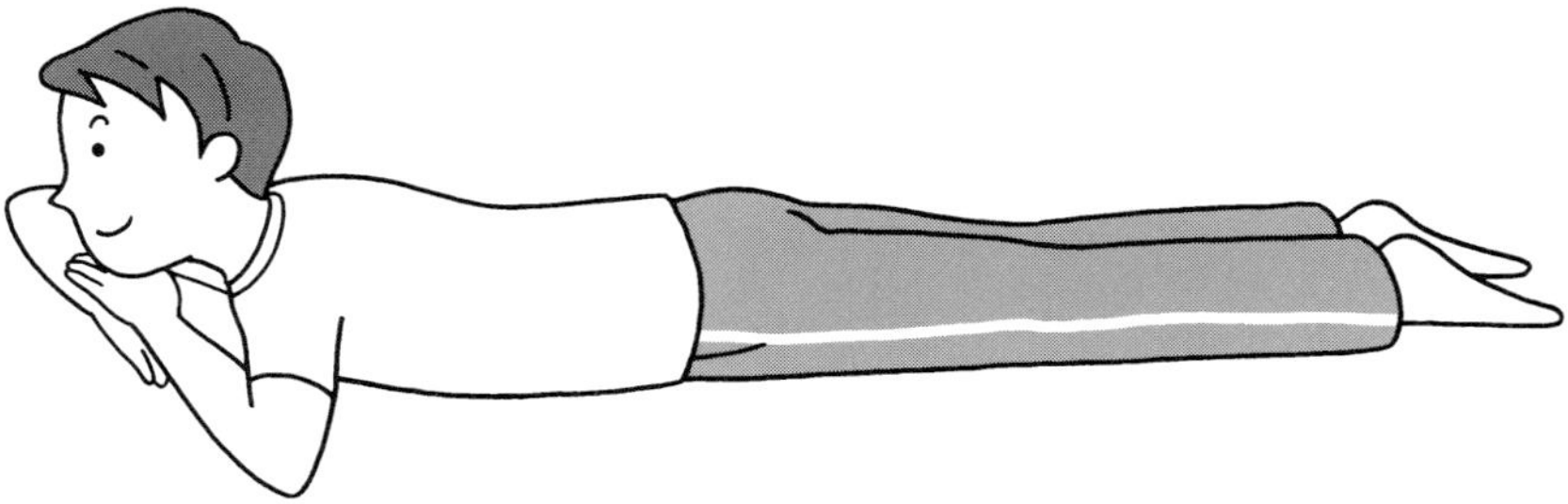

2

息を吐きながら、片足を「1、2、3、4」のテンポでゆっくりと持ち上げ、息を吸いながら「1、2、3、4」のテンポでゆっくりと下ろす。

足だけでなく、腰から上げるように意識する。

3〜5回行ったら、反対の足も同様に行うが、硬く感じるほうの足を多めに行う。

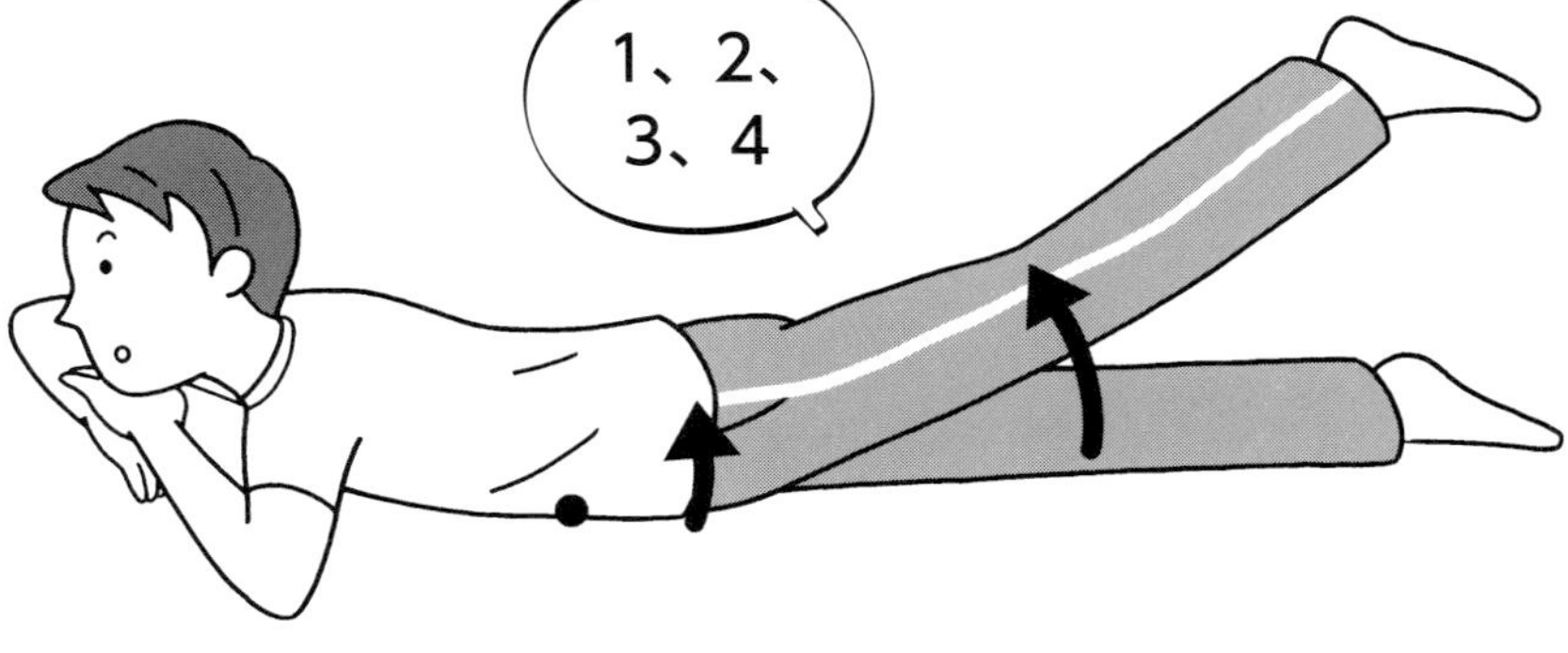

股関節を動かす

片足もも前伸び縮み体操

左右3〜5回ずつ

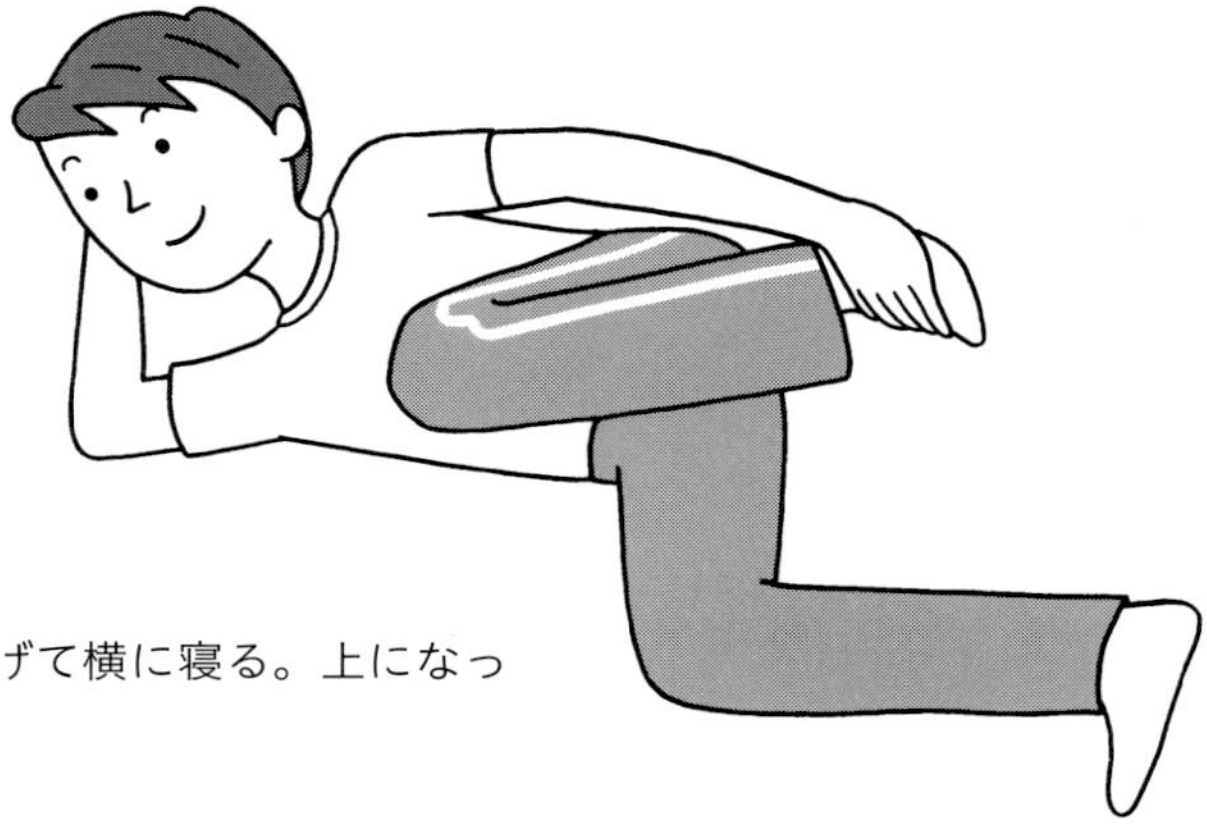

1

頭を右手で支え、足を軽く曲げて横に寝る。上になった左足の甲を左手でつかむ。

2

左足と腰の左側を前後に動かしながら、左足のももの前側を伸ばしたり縮めたりする。
左足を３〜５回行ったら、右足も同様に行うが、硬く感じるほうの足を多めに行う。

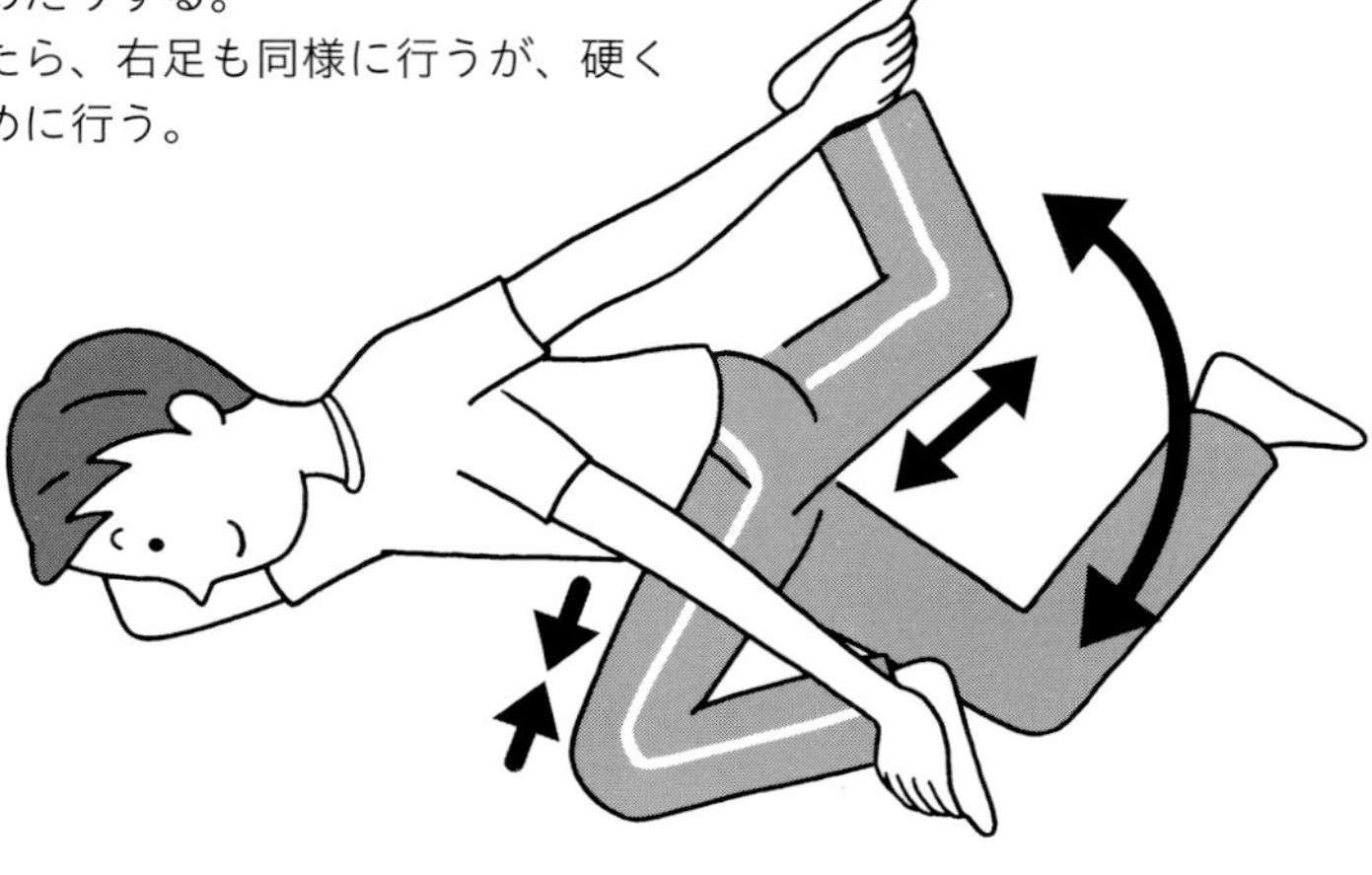

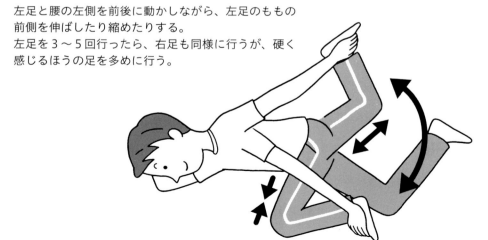

股関節を動かす

ひざ裏伸ばし体操

左右３回ずつ

後ろ側のひざ痛の「体芯力」体操

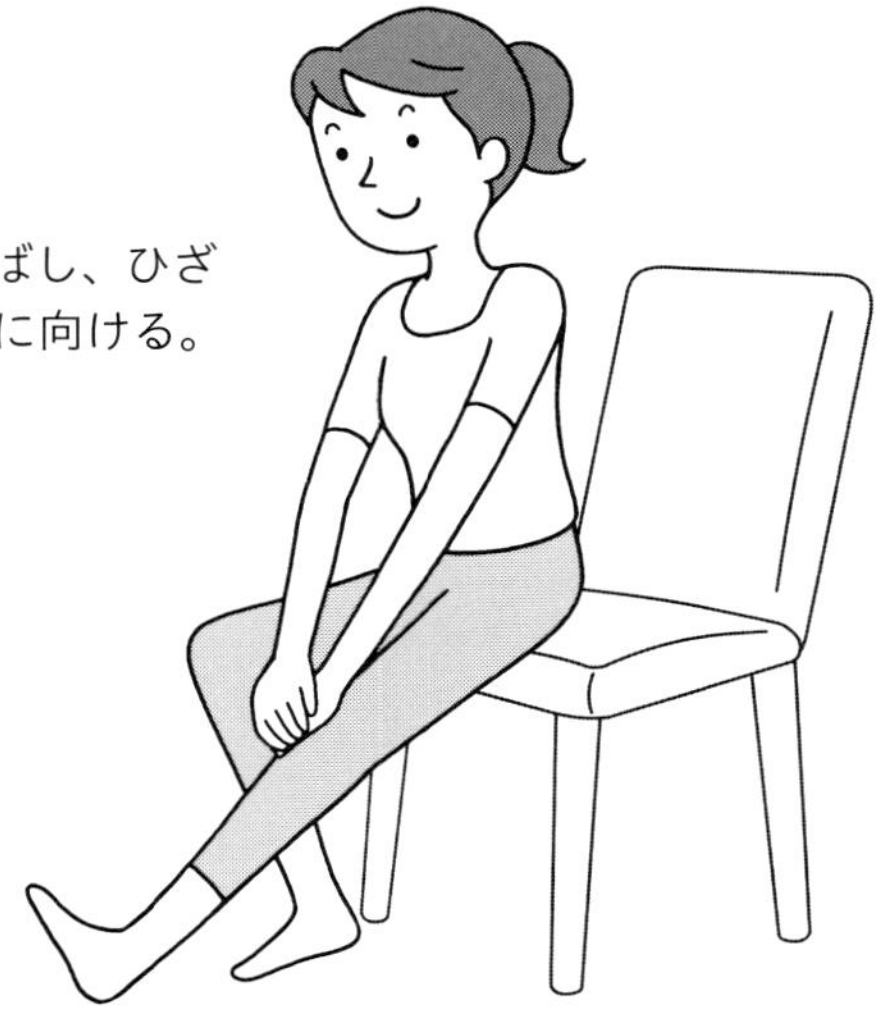

1

イスに浅く座り、片足を前に伸ばし、ひざに両手を置く。つま先は、天井に向ける。

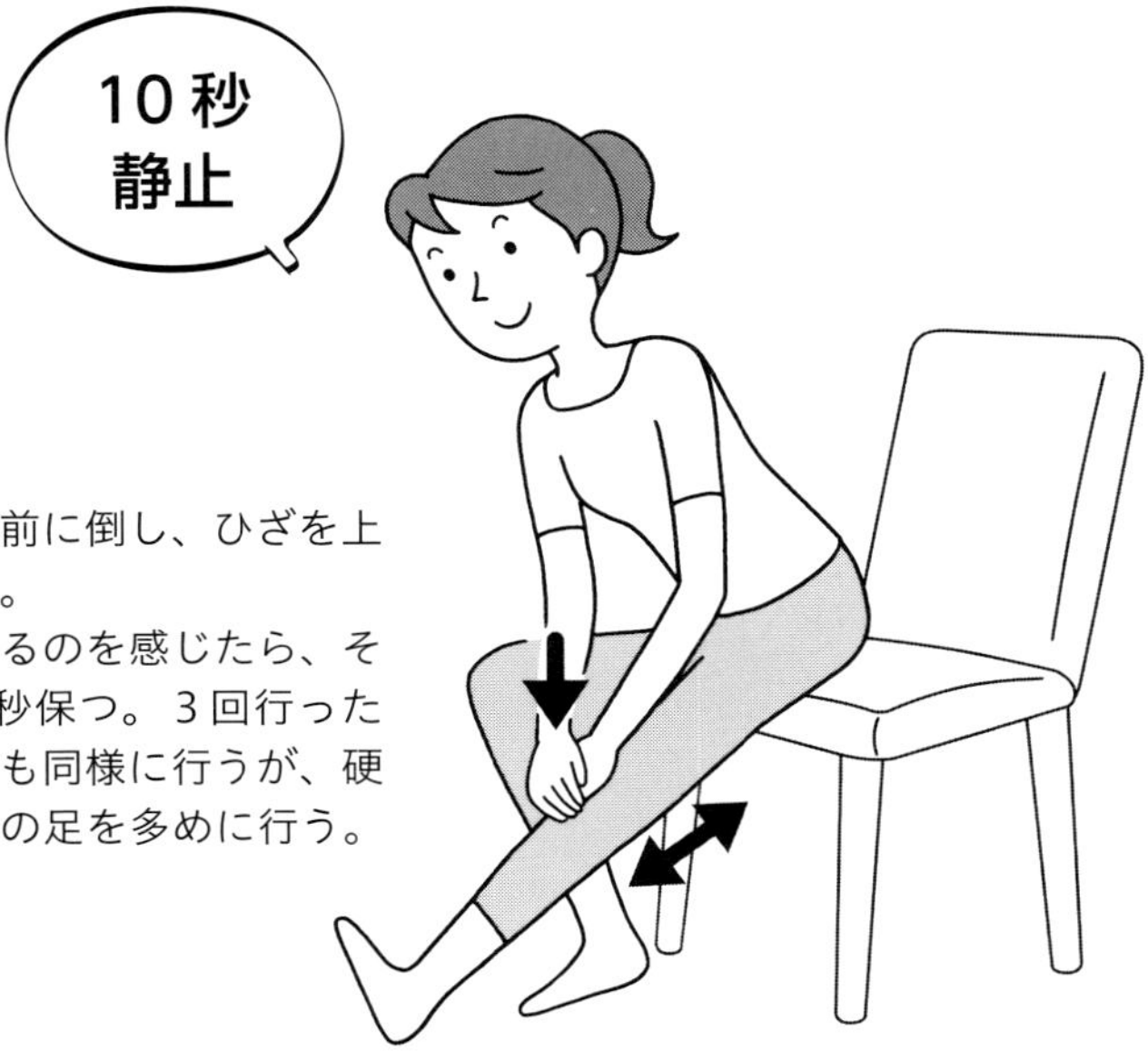

2

上半身を少し前に倒し、ひざを上から軽く押す。

ひざ裏が伸びるのを感じたら、その体勢を10秒保つ。３回行ったら、反対の足も同様に行うが、硬く感じるほうの足を多めに行う。

背骨を前後に動かす

立って猫の伸び縮み体操

3～5回

1

イスの背もたれなどの支えに両手をつき、上半身が床と平行になるように前屈する。足はひざを伸ばし、肩幅に広げる。

息を吸いながら、背中をゆっくりと丸める。

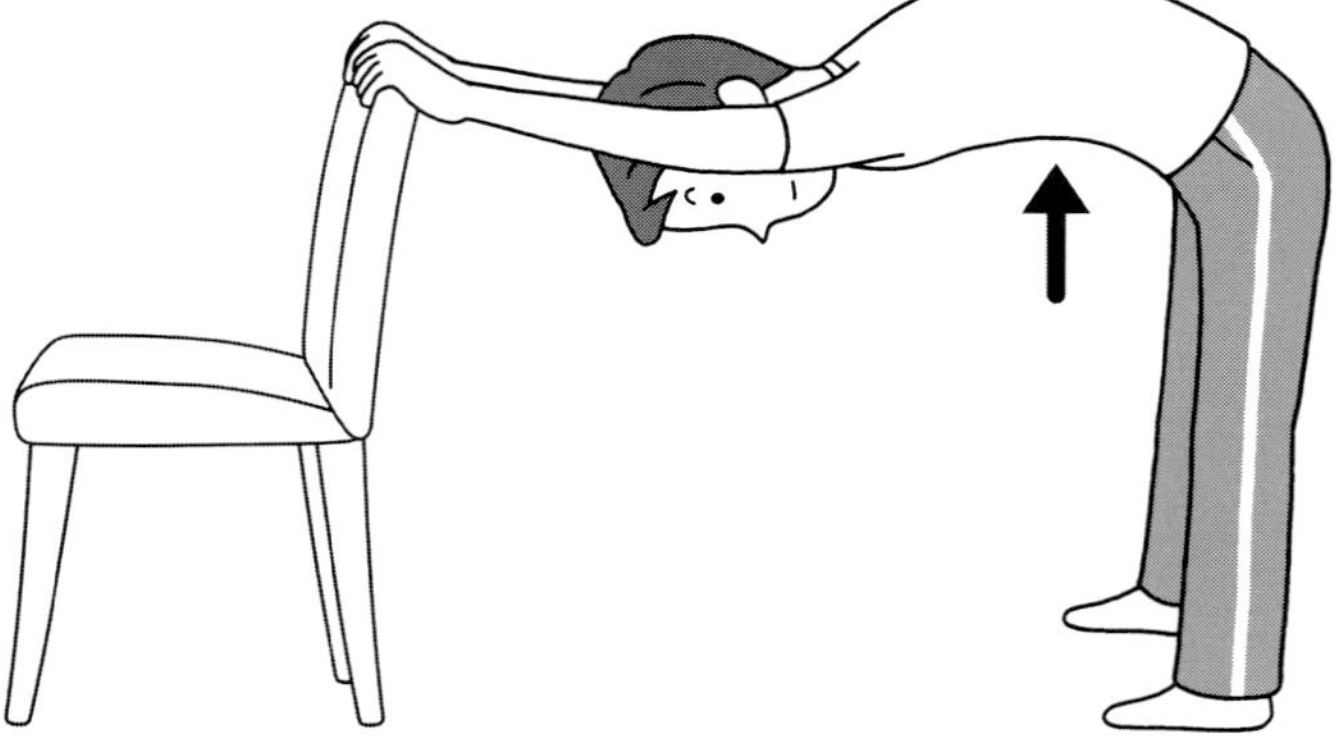

2

息を吐きながら、背中をゆっくりと反らす。
ももの裏側が伸びるのを感じるところまで反る。
このとき、ひざが曲がらないように注意する。
3～5回行う。

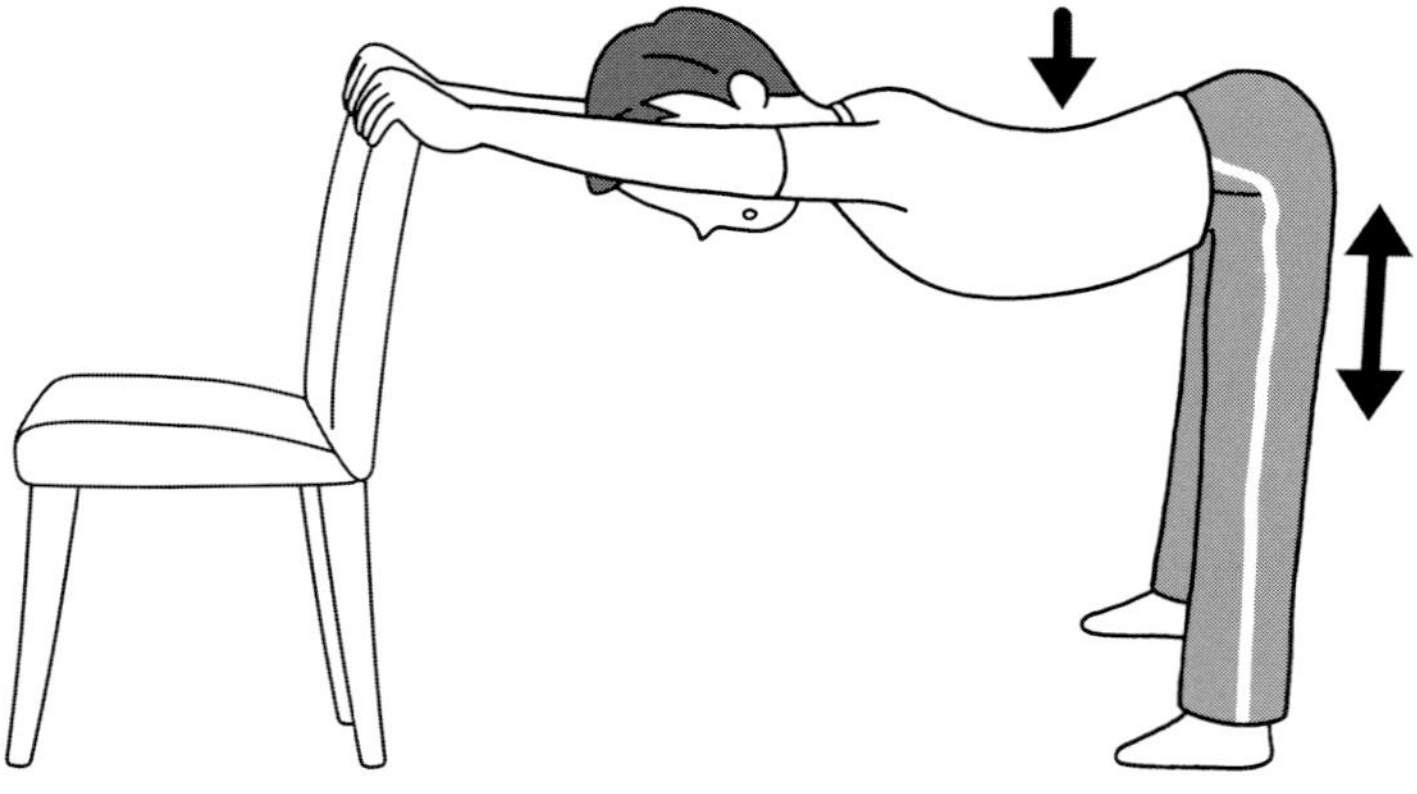

PART 4

「体芯力」をゆるめる日常動作

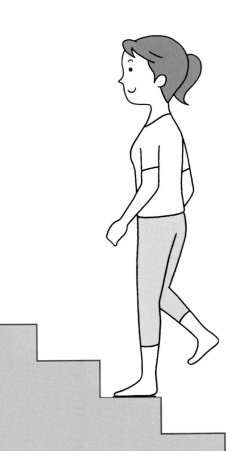

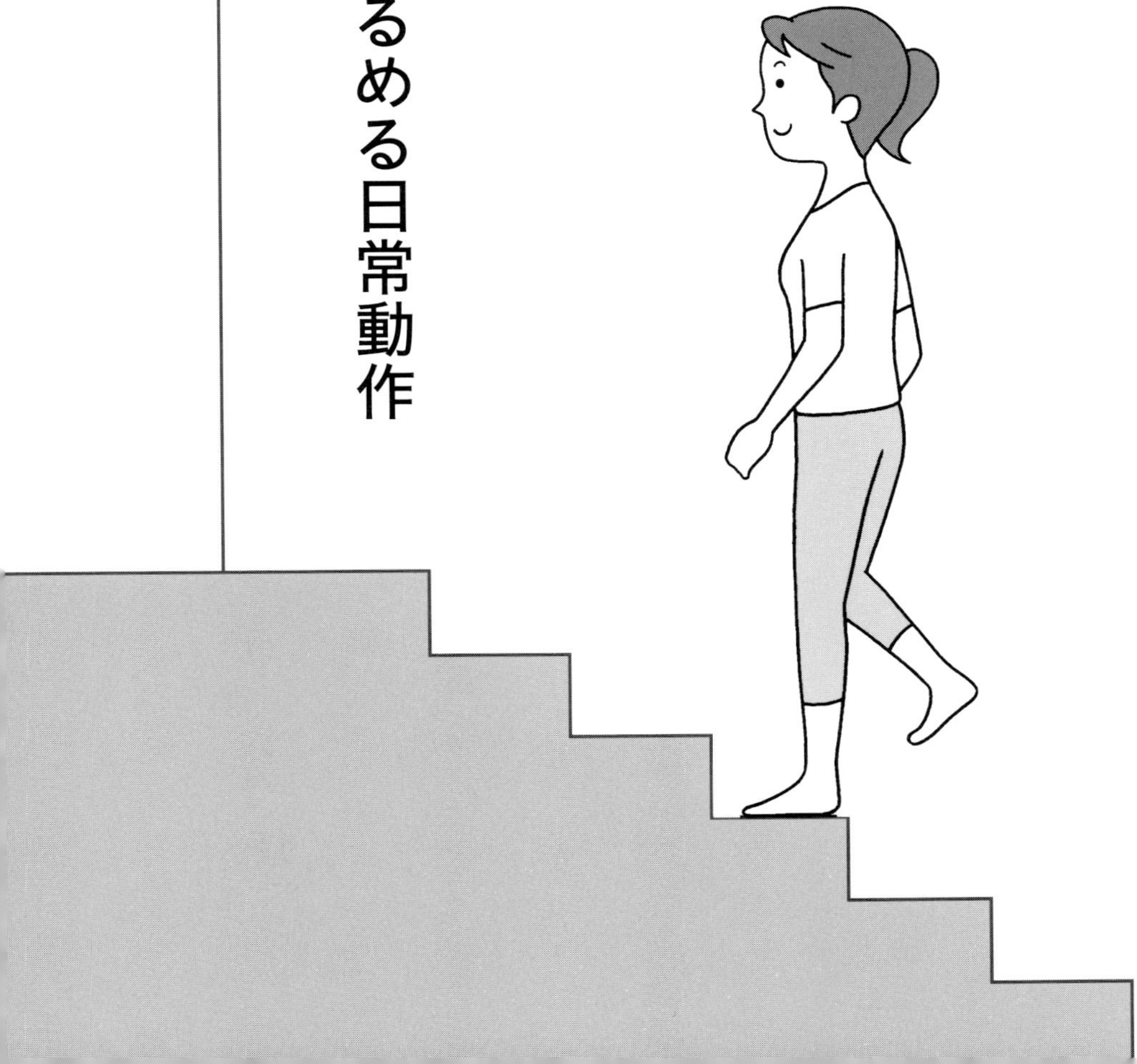

日常動作の積み重ねが、体芯筋の柔らかさを大きく左右する

私たちは、生活の中で、ベッドから起き上がる、立つ、座る、歩くなど、さまざまな動作をしています。

実は、こうした動作の1つひとつが、体芯筋の状態に影響を及ぼしています。

たとえばイスから立ち上がるとき、どんなふうにからだを使っていますか？

中高年の方の場合、前かがみになって、ひざに体重をかけ、足の力だけで立とうとしている方が非常に多いようです。

しかし、これだと体芯をほとんど使っていない上に、腰やひざにかなりの負担がかかってきます。

つまり、このような日常動作の積み重ねが、体芯筋＝大腰筋の柔らかさを大きく左右しているのです。

そのため、いくら「体芯力」体操をやっていても、日常動作が良くないと、効果が出づらくなってしまいます。

そこでPART4では、体芯筋をゆるめるのに役立ち、かつ、体芯力がつく日常動作の行い方を紹介します。

これらの日常動作は、体芯を使っているぶん、腰やひざに負担がかからず、腰痛・ひざ痛の方でもラクに動けるものになっています。つまり、痛みが軽減される上に、体芯力の向上にもつながる動きなのです。

第一、からだのすべての動きは、体芯から動かすのが理想的で効率が良いです。体芯から力が出れば、それを脚力で掛け算できるので、無理せず大きな力が生まれます。

ポイントは、どの動作をするときも、大腰筋の一番上である、みぞおちを意識し、いつもそこからからだを動かすイメージを持つこと。そうすれば、自然と大腰筋が動くようになっていきます。

反対に、みぞおちをへこませると背中が曲がり、股関節が折れ曲がったまま機能しなくなり、ひざに負担がかかってきます。当然、大腰筋は動かなくなり、体芯力は落ちてしまうでしょう。

なお、高齢者の方の中には、素早い動作ができるのが良いことだと思っている方がいらっしゃいますが、まったくそんなことはありません。どんな日常動作も、体芯を使ってゆっくり行ったほうが、からだのためには良いに決まっています。

正しい立ち姿勢

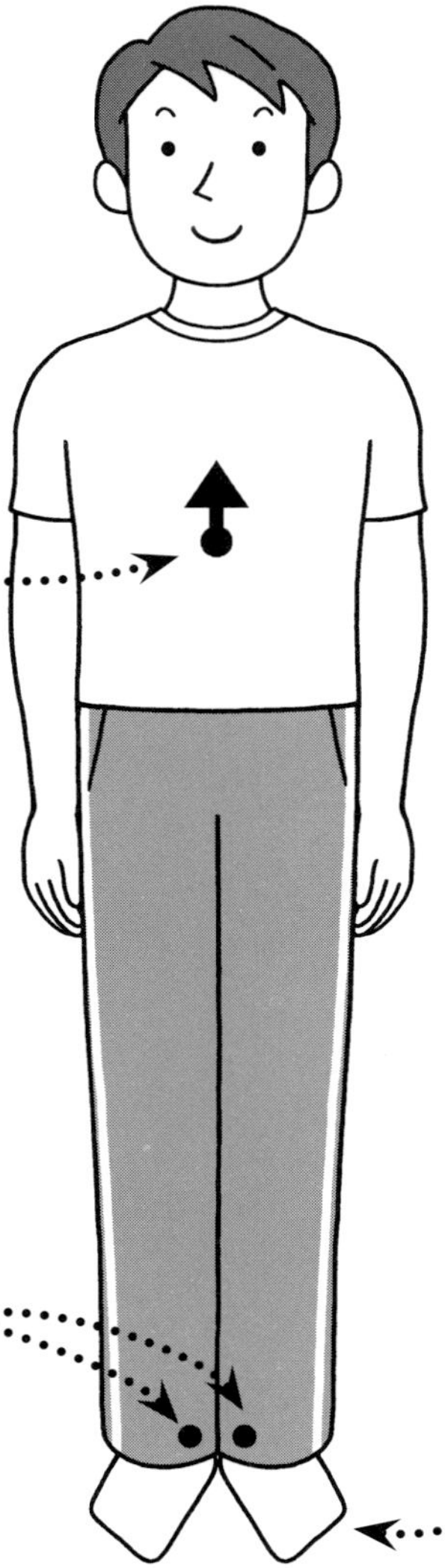
みぞおちを上にあげるように意識する。
みぞおちをへこませて立っていると、背中が曲がり、股関節の動きが制限される。
重心を内くるぶしの下（土踏まずのかかと側）にかける。
つま先をちょっと外側に向ける。開く角度は30度くらい。
腰やひざが悪い人は、どうしても内側に向いてしまうので注意。

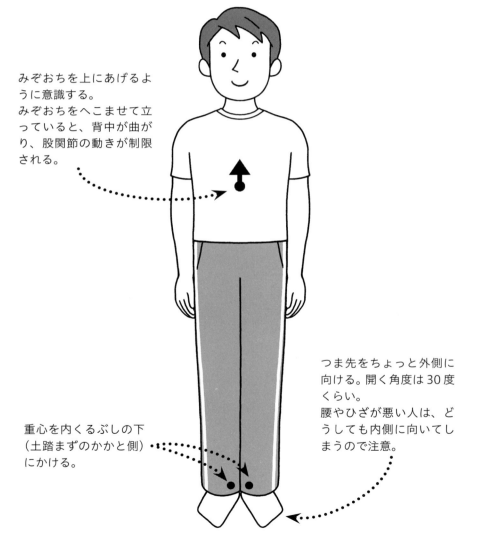

正しい座り姿勢

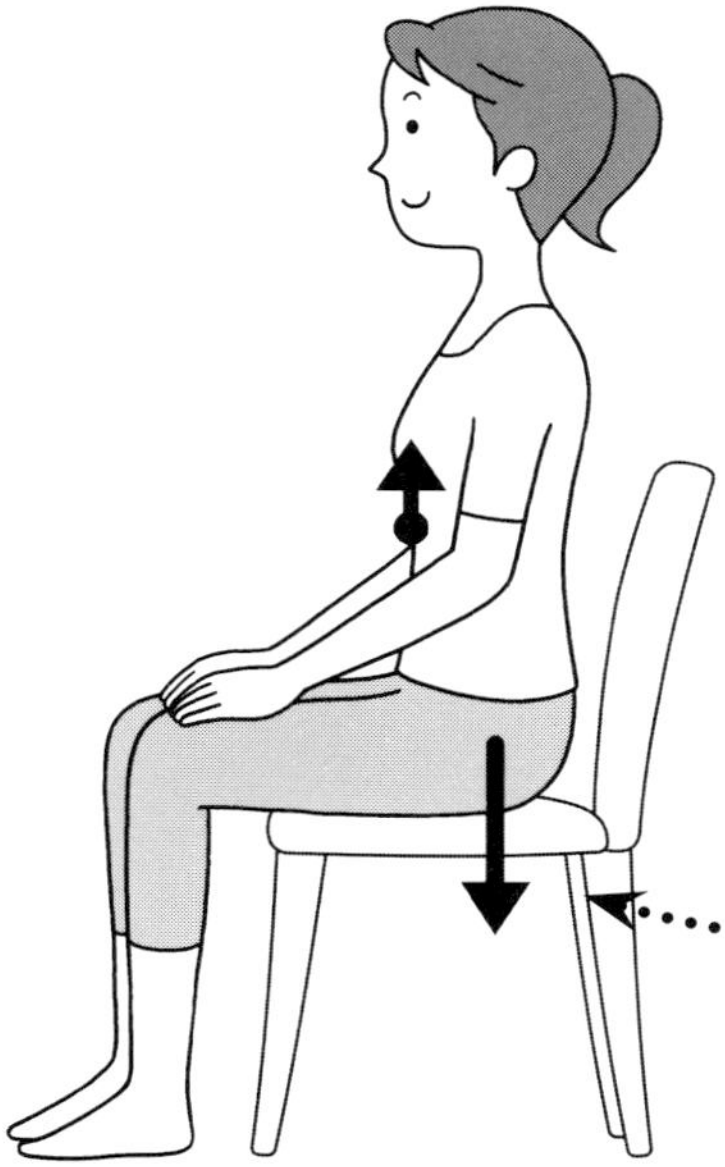

座骨に体重をしっかり乗せるように意識する。
背筋を伸ばすなど、上半身の姿勢を良くしようとすると、肩に力が入って、体芯の力が抜けてしまうので、みぞおちを引き上げるような気持ちで。

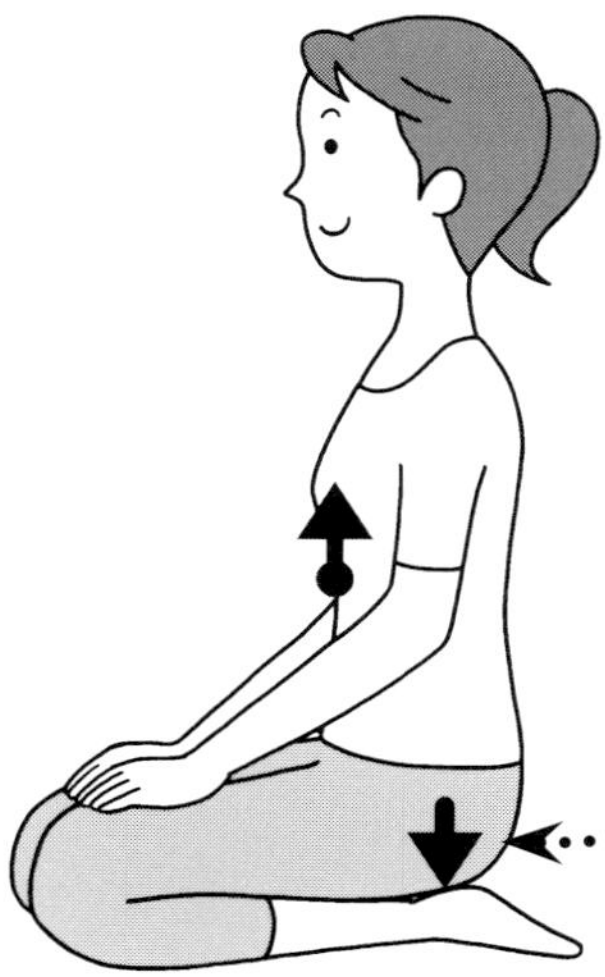

正座のときは、かかとに座骨を乗せる。

※座骨は、お尻の左右にあり、座ったときに真下にくる骨。

立ち上がり方

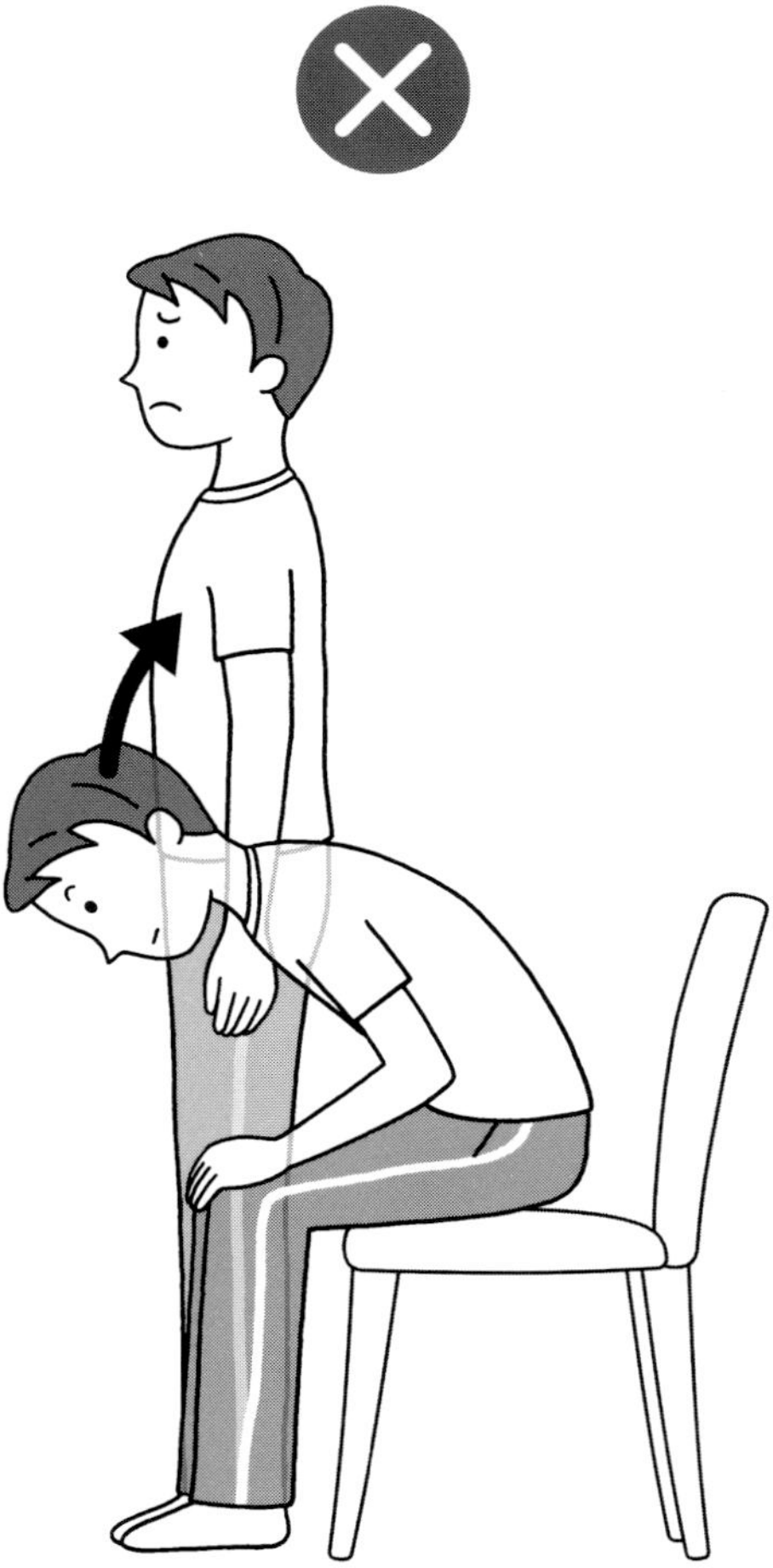

前かがみになって、足の力で立ち上がると、ひざや腰に負担がかかる。

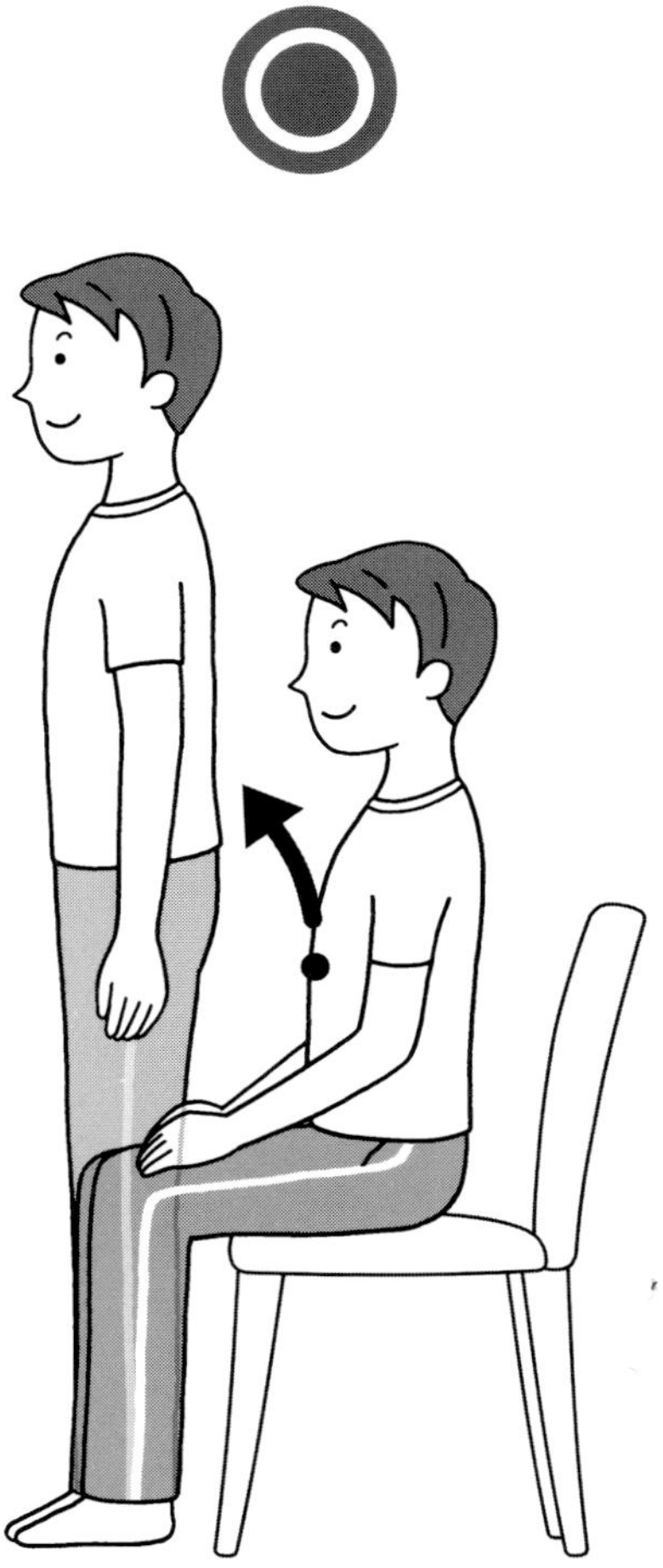

足の筋肉で立ち上がろうとせず、みぞおちから立ち上がるように意識する。

起き上がり方

肩と腰を近づけるように、ひねって起きる。ひねることで、からだの負担を減らすことができる。

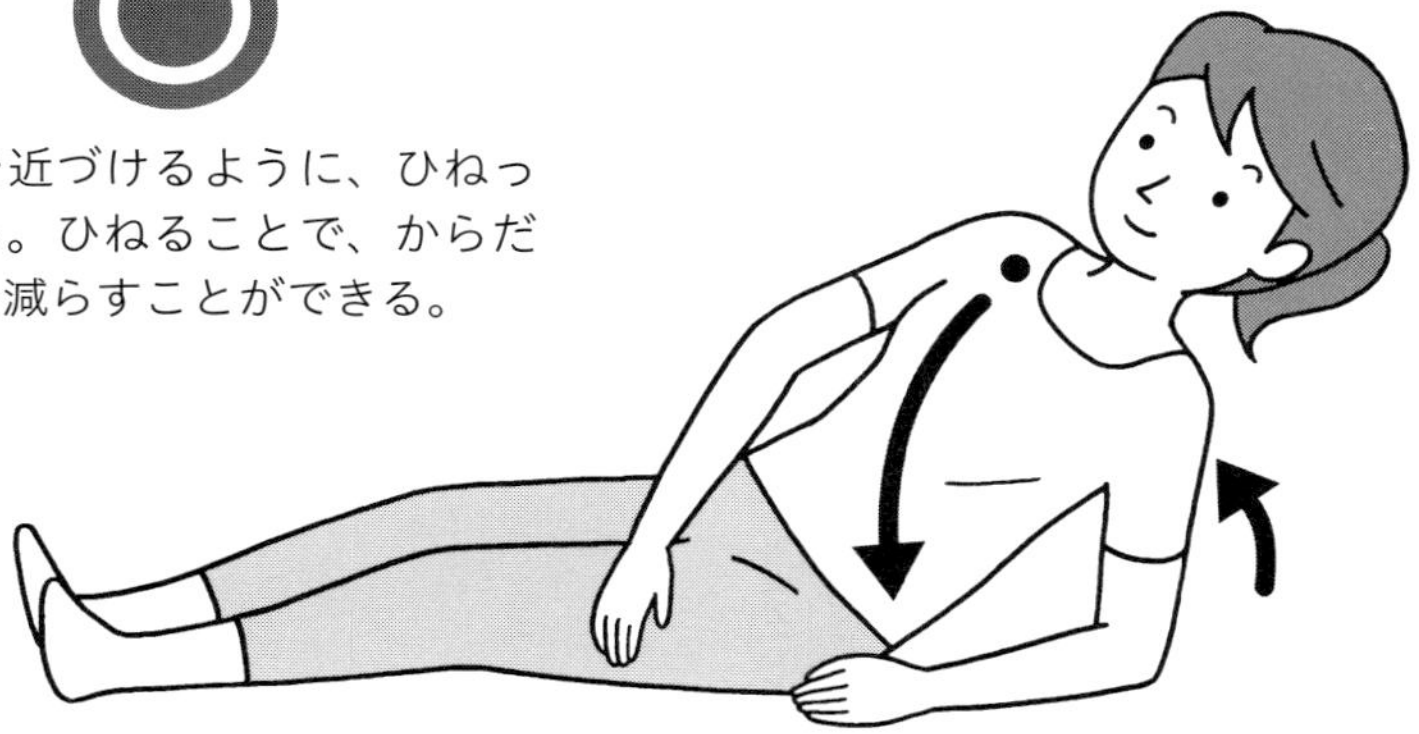

真っ直ぐに起きると、腰や背中に負担がかかる。

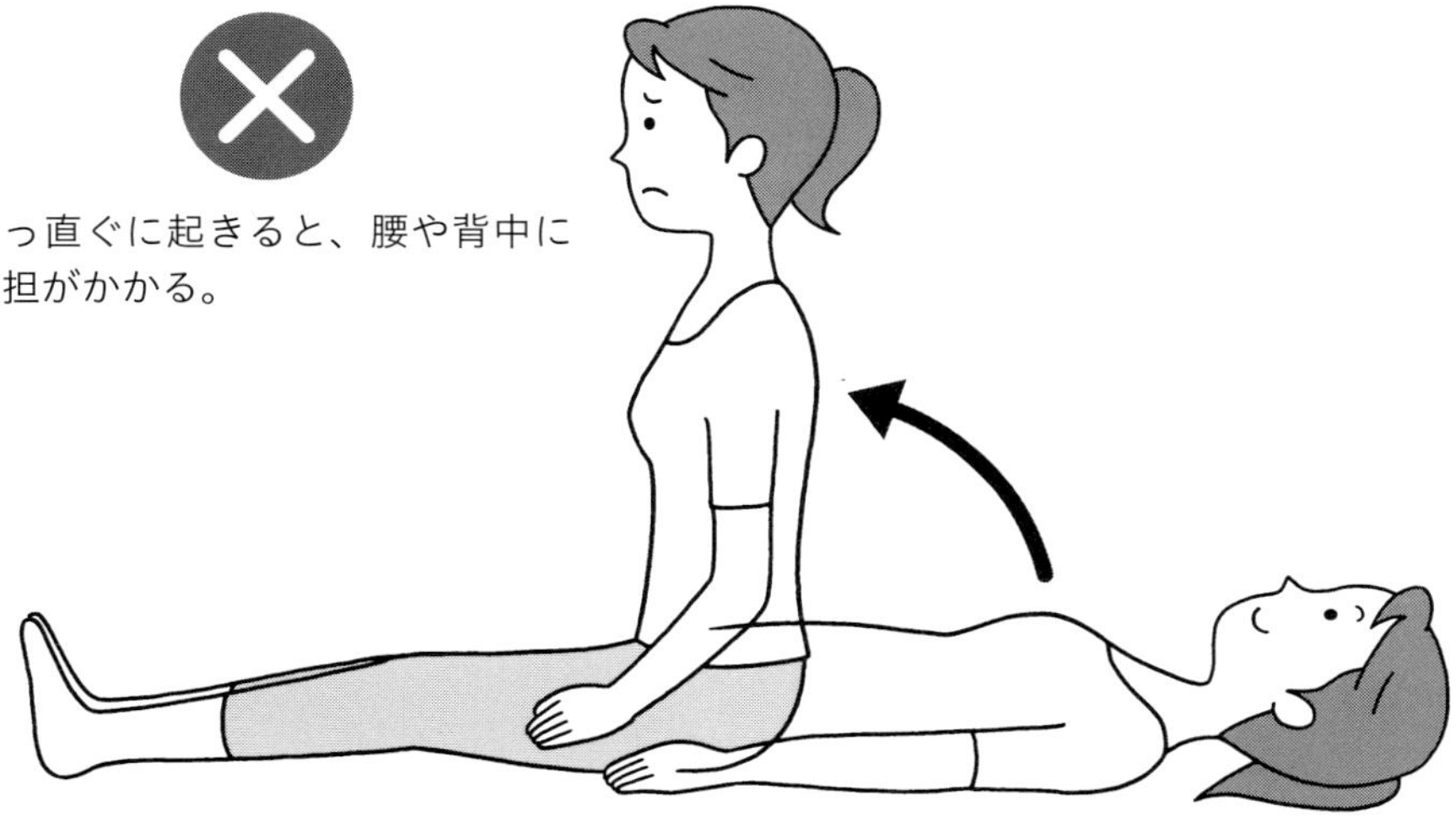

階段の上り下り

上り方

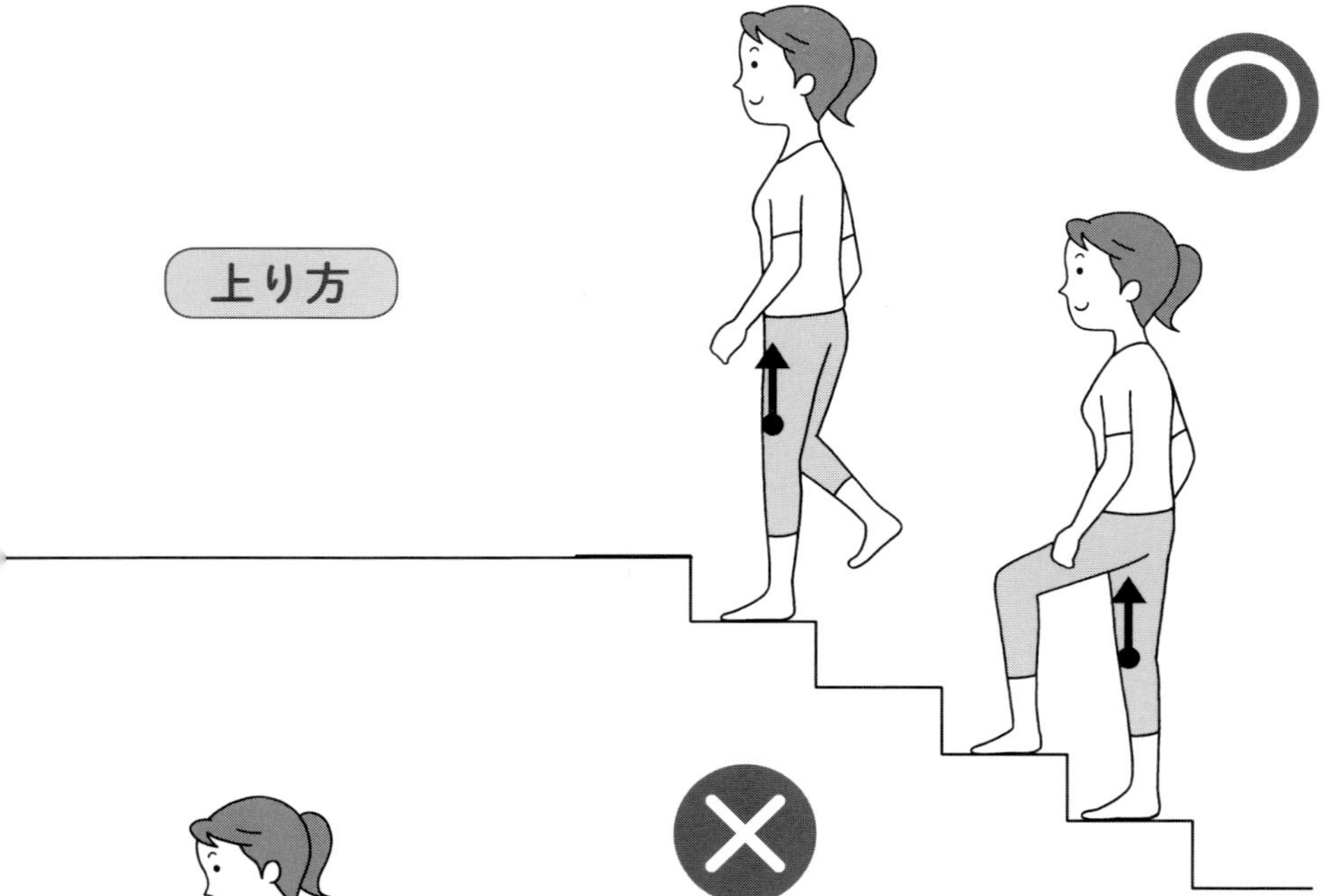

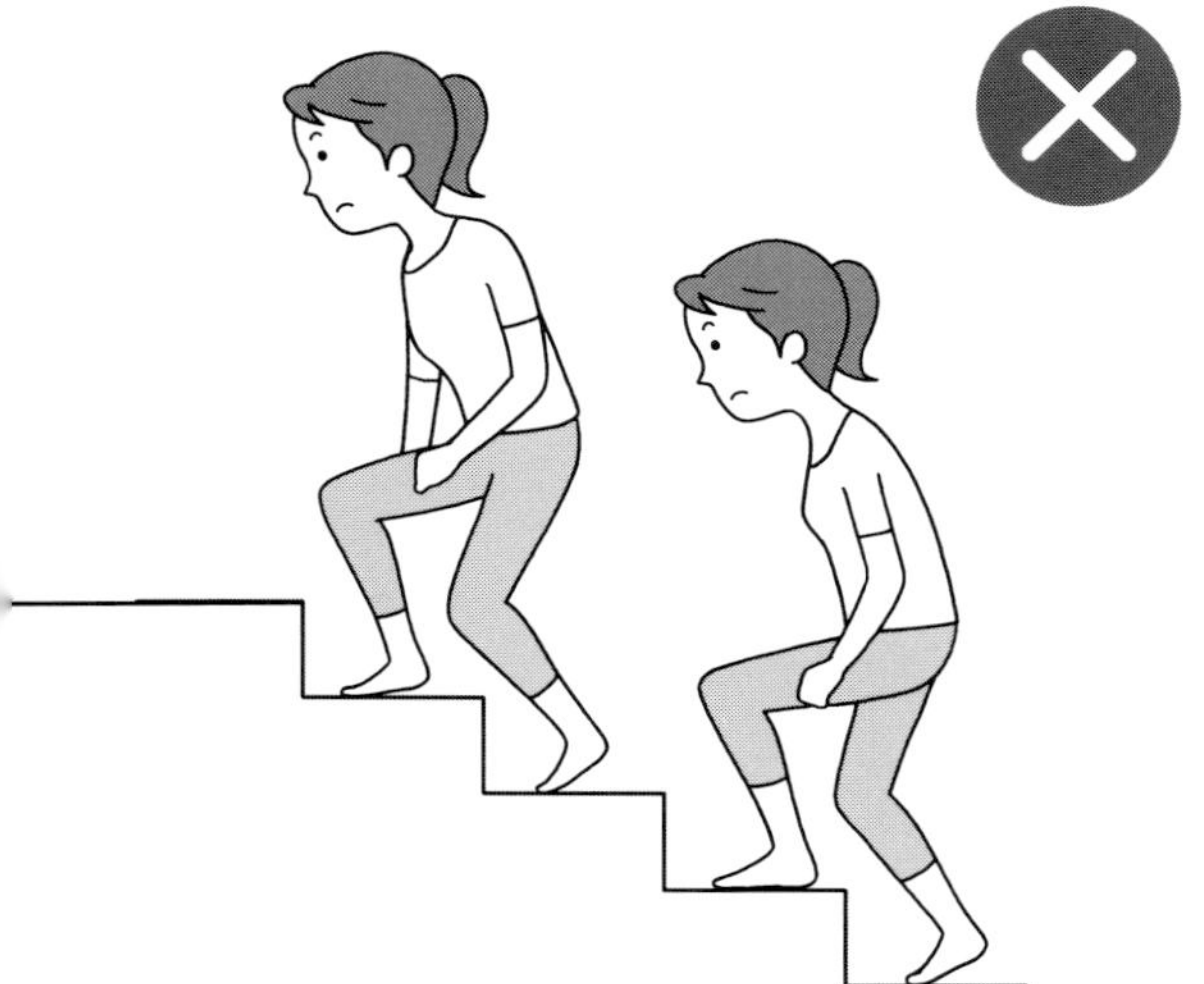

両足ともに、常にひざを曲げたまま階段を上り下りすると腰やひざに負担がかかる。

前に踏み出した足のひざの上に腰を乗せるように、1段1段ひざを伸ばして階段を上り下りをすると、体芯が使えて、腰やひざの関節に負担がかからない。

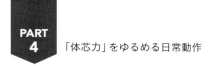

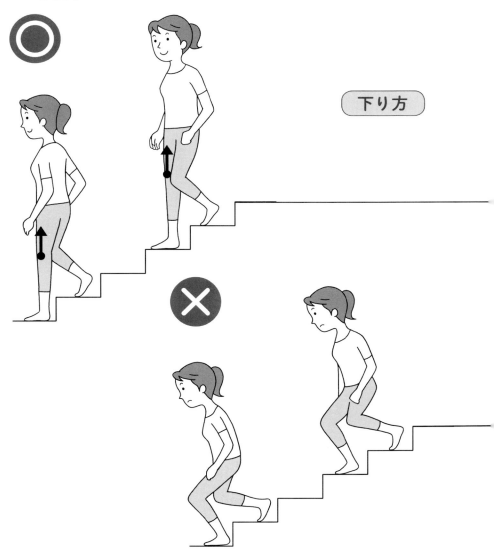

▼今日から実践！「体芯力」を鍛えるすり足体操

すり足は、腰痛・ひざ痛がある人でもできる、ウォーキング法です。

しかも、普通の歩き方より体芯筋＝大腰筋を使うことになるので、体芯力の向上に役立ちます。

すり足とは、ほとんど足を上げずに、腰から前へ出ることで進む歩き方です。明治になって西洋の文化が入ってくるまで、草履《ぞうり》や下駄《げた》を履いた日本人が自然に行っていた歩き方になります。

歩くことは、どのスポーツの動きよりも、多くの筋肉を使うといわれています。健康を維持するためにウォーキングが推奨されるのもうなずけます。

とはいえ、腰痛・ひざ痛がある人は、痛くて思うようにできないのではないでしょうか。

その点、すり足は、歩くときの衝撃や腰の回転が少なめなので、少々痛みがある人でも問題ありません。

そもそも、腰痛・ひざ痛を持っている人の歩き方は放っておいてもすり足気味になるものです。それは、足を上げずに歩くのが一番痛くないから。要するにすり足は、負担がもっとも少ない歩き方なのです。

それをもう少し意識を変えてやるだけで、体芯力を鍛えるトレーニングにもなるわけですから、ぜひお試しいただきたいと思います。

すり足は、室内で、いつでも気軽にできます。

一般的なウォーキングのように長距離歩かなくてもかまいません。毎日、数分ずつでも続けていれば、少しずつ体芯力がついてきます。

PART2、PART3の「痛みとり『体芯力』体操」をする前や、PART5の「基本の『体芯力』体操」を行う前に、2～3分すり足をやっておくと、腰の動きがゆるんでくるので、より体芯力がつきやすくなります。

急いだり、大股にしたりする必要はまったくありません。むしろ、ゆっくり、そっと歩いてみてください。

一般的には、胸を張って大股で歩くのが良いと考えられていますが、腰やひざに衝撃がかかるので、健康な方にもあまりおすすめできません。大股でしゃきしゃき速く歩かないといけないという思い込みは、一切捨ててしまいましょう。

すり足体操

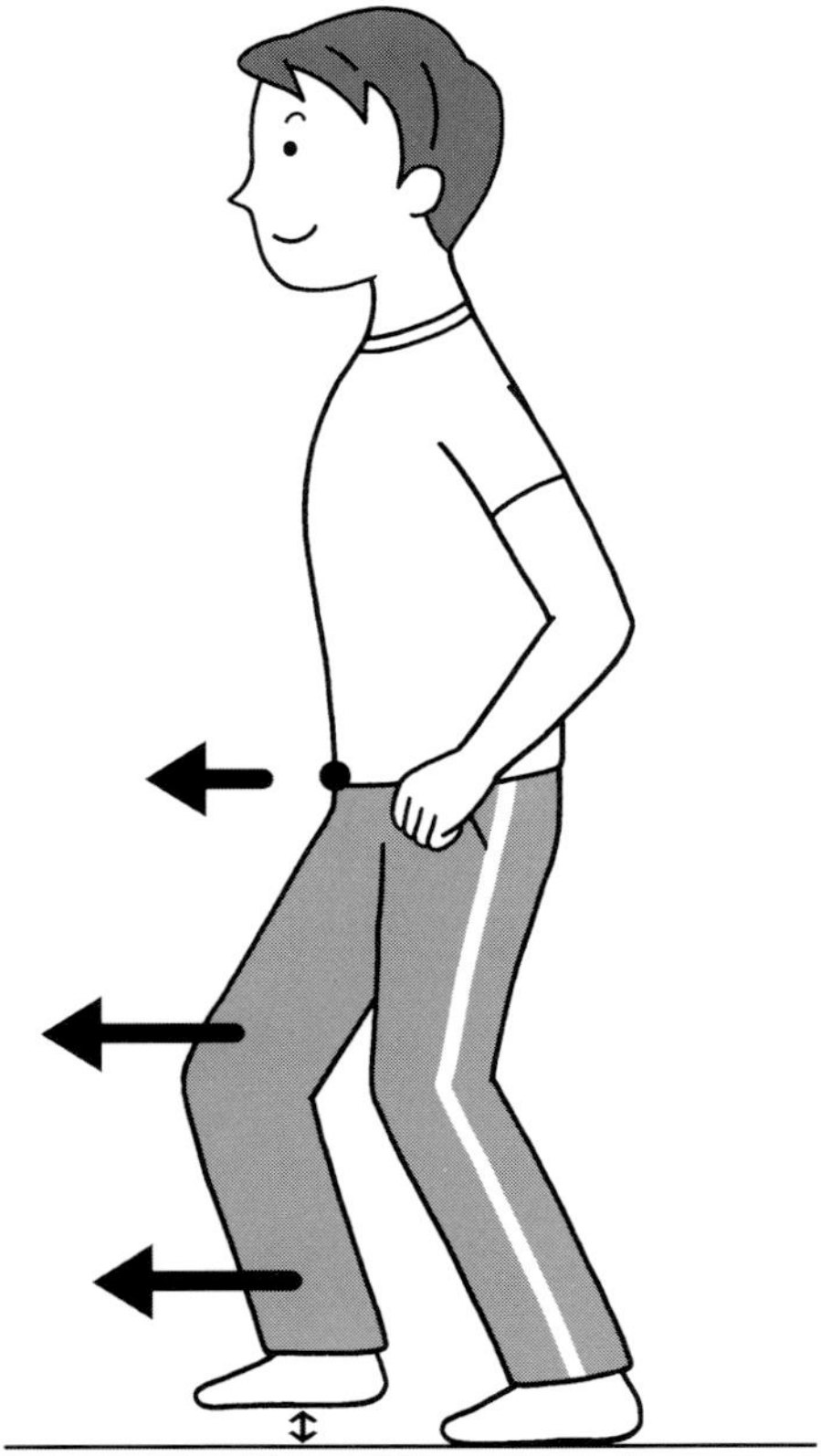

2

足裏全体を床から少し浮かせて、前方に平行移動する。
このときに、腰を少し回転させてひざと一緒に前に出す。
靴１足分ずつ、前に進む。水中を歩くくらいのスピードで。

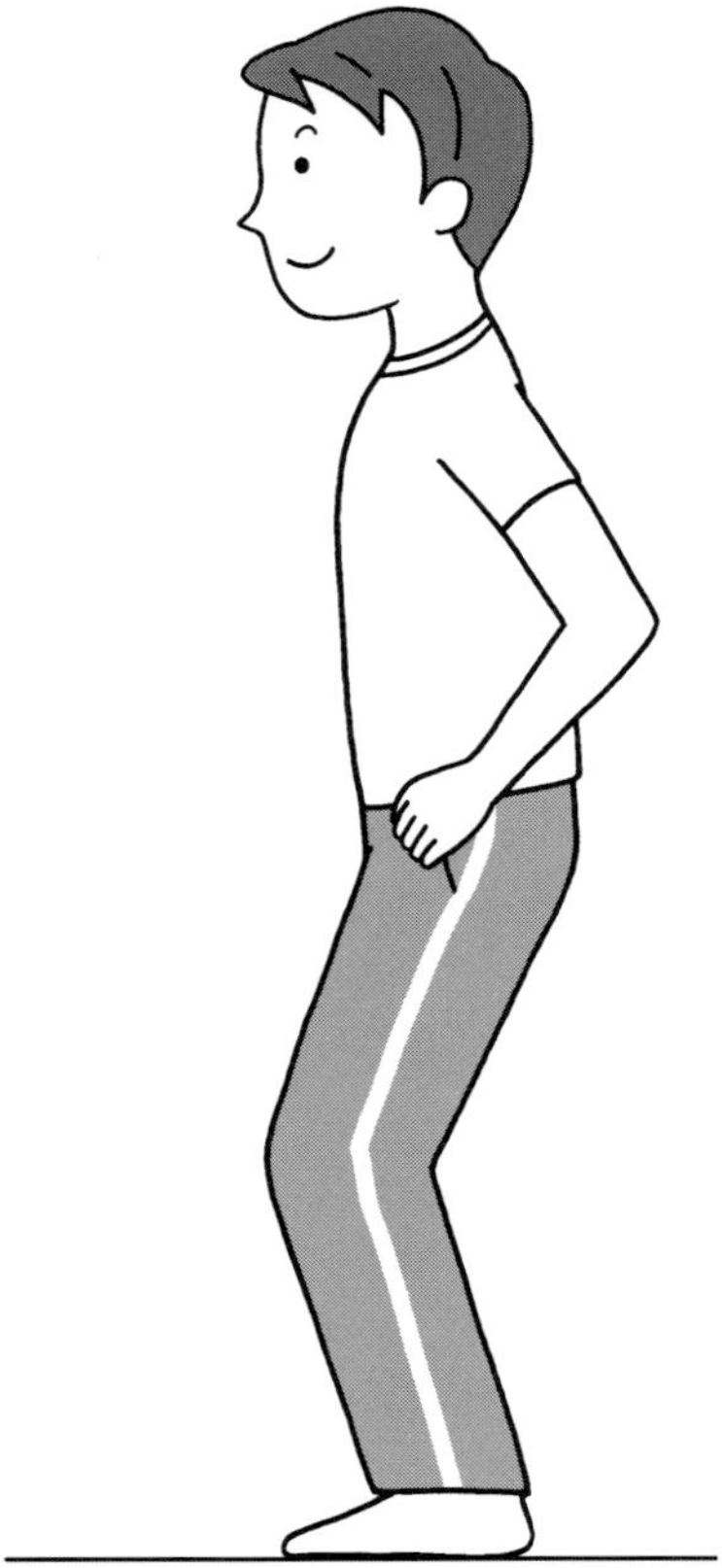

1

ひざを軽く曲げて、重心を３㎝ほど落とす。

PART 5

再発を防ぐ「体芯力」体操

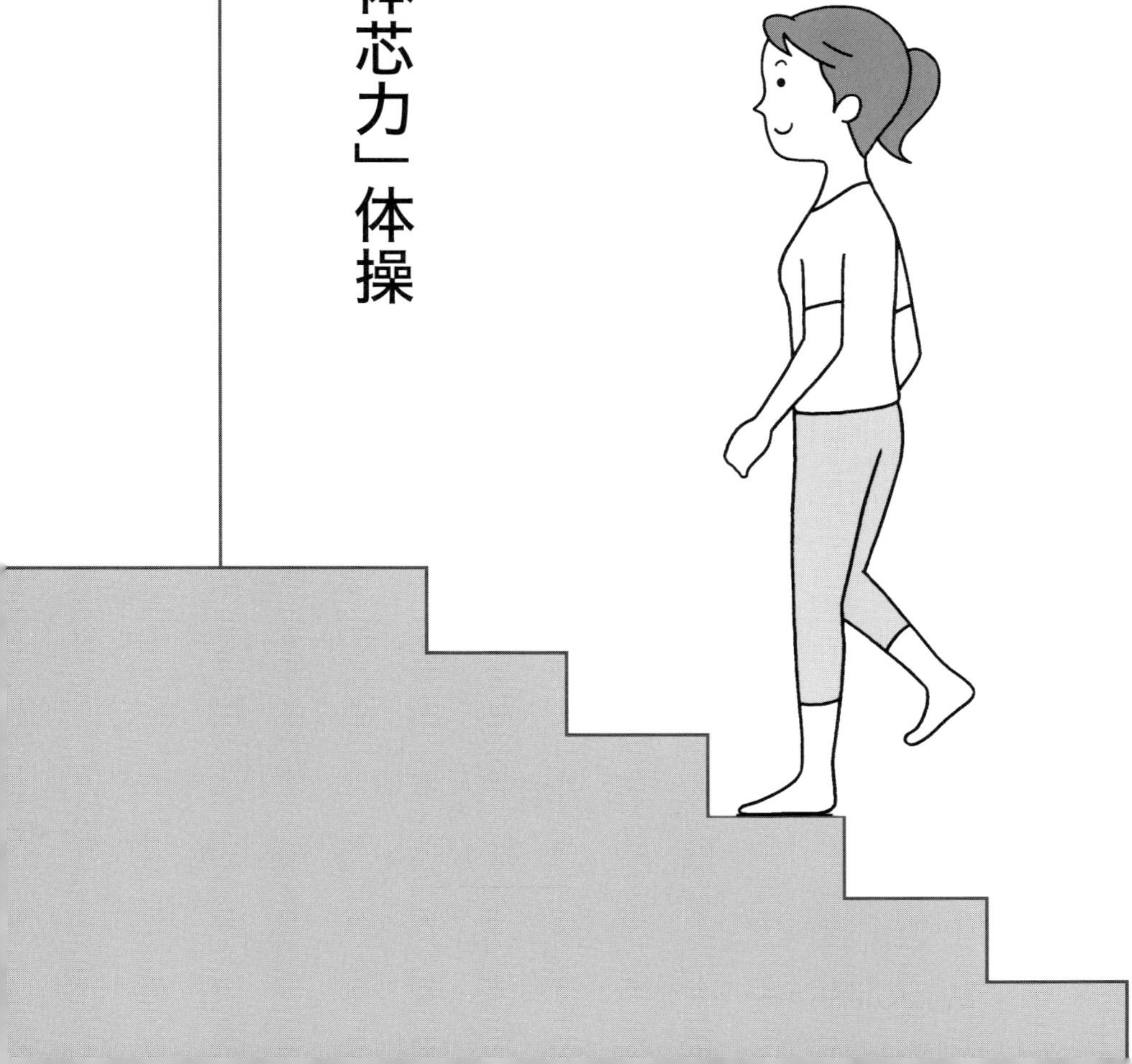

▼「痛みとり『体芯力』体操」は、こうして生まれた

私は現在、「体芯力」体操を中心に指導するトレーナーとして活動していますが、以前は格闘技の選手でした。格闘技にはケガがつきもの。無理して続けているうちにからだがボロボロになり、腰痛・ひざ痛にも何度も悩まされました。

「前屈ができない腰痛」「反れない腰痛」、「内側が痛いひざ痛」「外側が痛いひざ痛」「前側が痛いひざ痛」「後ろ側が痛いひざ痛」のすべてのパターンを経験し、そのたびに、さまざまなトレーニングを自己流で試してきたのです。

そんな私が最終的にたどりついたのが、背骨を動かす「前後、左右、ひねる」の3つの動作で行い、体芯筋＝大腰筋を鍛える、「体芯力」体操でした。これを行うようになってから肉体がどんどん強くなり、健康を取り戻していったのです。

その後、トレーナーとなった私のところには、体力の衰えやからだの不調を改善したいとお考えの中高年の方がたくさんいらっしゃるようになりました。

みなさんに「体芯力」体操をやってみてもらうと、腰痛・ひざ痛のある方は、うま

くできない方がほとんどでした。

背骨が前後に動きにくい人、左右に動きにくい人、ひねる動きができない人、特定の方向だけ苦手な人、いくつかできない人もいれば、全部できない人もいました。

程度はさまざまでしたが、体芯筋＝大腰筋が凝り固まっていた点は共通していたのです。実際におなかまわりの筋肉をさわってみると、外側の筋肉までガチガチに固まっている方ばかりでした。

そこで私は、腰痛・ひざ痛をお持ちの皆さんと一緒に、いろいろな動きを試しながら、それぞれの症状の方が痛くなく、無理なく行える動きを、組み立てていきました。

同時に、からだについて調べていくと、腰痛・ひざ痛は、骨が痛いのではなく、筋膜や神経に不具合が生じている可能性が非常に高いこともわかってきました。

そして、みなさんに、痛みがある人でも無理なく続けられる「体芯力」体操をやってもらっているうちに、多くの方々が、大腰筋が柔らかくなり、からだのバランスも良くなって、痛みから解放されていったのです。

こうして完成したのが、「痛みとり『体芯力』体操」です。

本書では、7～8割の方の痛みが改善した特に効果的と思われるものを、ピックアップして紹介しています。

▼「体芯力」を鍛えて、一生腰痛・ひざ痛にならない！

腰痛・ひざ痛の原因は、体芯筋＝大腰筋のコリにあると説明してきましたが、年齢が上がれば上がるほど、大腰筋が凝り固まっている人は増えていきます。そして、大腰筋が凝り固まり、体芯力が衰えている方の多くに、全身の筋肉が緊張している傾向が見られます。

みなさん、普通にしているつもりでも、肩をはじめ、からだのさまざまなところに、無意識のうちに常に力が入ってしまっているのです。

おそらく、体芯力が衰えることで背骨が倒れ、からだのバランスが崩れてしまっているのでしょう。

そうすると、人は無意識のうちにバランスをとろうと、体芯以外のからだのどこかに、常に力を入れていることになります。

反対に、体芯力があって背骨がしっかり立っている方は、肩や背中などが脱力できているので、不自然な姿勢になることがないのです。

からだの筋肉が緊張し続けていると、良いことはひとつもありません。全身の動きが悪くなるし、ケガもしやすくなります。血圧も上がるし、疲れやすくもなるでしょう。

第一、体芯以外で全身を支えようとしているため、腰やひざに無理な力がずっとかかり続けて、腰痛・ひざ痛の発生リスクが上がってしまいます。

ですから、腰痛・ひざ痛に一生ならないためには、あるいは、一度痛みから解放された方が再発を防ぐためには、常に大腰筋を鍛え続け、体芯力を保ち続けることが必要不可欠なのです。

人間の筋肉は、長生きすればするほど硬くなり、何もしなければ自然と衰えていく運命にあります。

ただでさえ重力によって筋肉にはストレスがかかり続けていますし、年齢とともに活動量が減れば、動かさないことでどんどん硬くなっていきます。

そして、筋肉が硬くなれば、それとつながっている全身の関節の動きも悪くなり、からだはどんどんガチガチに固まっていってしまうのです。

いくつになってからでも遅くはありません。「体芯力」体操で体芯力をつけ、からだのバランスと良い姿勢を保ち続けてください。

▼従来の筋トレでは、腰痛もひざ痛も悪化する

腰痛・ひざ痛をお持ちの方は、「筋力が足りないから痛みが出る」と思われて、腹筋や背筋、スクワットをする人がとても多いようです。みなさん、「この痛みから解放されるなら」と、毎日毎日、とても一所懸命やられます。

しかし、残念ながら、腹筋やスクワットなど、従来の筋トレでは、腰痛もひざ痛もまったく良くなりません。

それどころか、悪化する可能性のほうがずっと高いのです。

特に腹筋運動は、現在世界的に〝時代遅れのトレーニング〟といわれているのをご存じでしょうか。腰を痛める危険が高いとして、トレーニングから除外される方向にあります。要するに、腰痛にはむしろ逆効果なのです。

実は僕自身、若い頃、腰痛を解消しようと必死に腹筋運動をした時期がありましたが、痛みがひどくなってしまいました。

スクワットは、自己流でやると、ももの前側の筋肉ばかりがついてしまいます。人

が歩くとき、アクセルの役割を果たしているのはももの裏側の筋肉であり、ももの前側の筋肉はブレーキの役割を果たしています。自己流でスクワットをやり続けると、ブレーキばかり鍛えることになり、どんどんバランスが悪くなって、ひざを痛める要因になってしまうでしょう。

スクワットは、やり方次第では下半身にバランスよく筋肉がつくのですが、トレーナーの指導なしに個人で結果を出すのは非常に難しいトレーニングなのです。特に腰痛・ひざ痛をお持ちの方が、危険を冒してまでスクワットをやる必要はまったくないと思います。

マシンを使った筋トレなども、多くの場合、かえって腰痛・ひざ痛を悪化させます。人間、普通に暮らしていても徐々に軟骨がすり減っていきますから、もともと筋力のない方が急に激しい筋トレをやれば、余計にすり減るだけ。軟骨が変形すれば、痛みが発生するリスクは上がってしまいます。

特に、高齢者の方がキツくてツラいトレーニングでからだに負荷をかけるのは、よくありません。

そもそも、一般的な腰痛・ひざ痛の場合、痛いところを無理に動かせば、痛みが増えるだけ。肉体的にも精神的にも、ストレスになるだけです。

▼からだが丈夫な人は、体芯筋が柔らかい

「年をとっても、ケガをしにくい、丈夫なからだでありたい」という願いは、誰にでも共通したものだと思います。

では、ケガをしにくい丈夫なからだとは、どんなからだでしょうか。

私は、大切なポイントは、ふたつあると思っています。

ひとつは、背骨がしっかり立っていて、かつ、柔軟であることです。

五重塔を思い出してください。地震などでも簡単に倒れないのは、その中心にある心柱が真っ直ぐ立っている上に、しなる余裕があるからです。

心柱が木ではなく、硬い素材で作られていたら、大きな揺れに見舞われた場合、しなることができずに、ポキッと折れてしまうでしょう。

心柱が折れれば、塔そのものが崩壊してしまいます。

そして、もうひとつの大切なポイントは、体芯筋＝大腰筋をはじめ、体幹の筋肉をできるだけ柔らかく保つことです。

体芯力のない人が一般的な筋トレで腹筋と背筋を先につけてしまうと、上半身がガチガチになって、全身の動きが鈍くなります。その影響で体芯筋はさらに動きにくくなり、凝り固まってしまうでしょう。

実際、体芯筋に比較して腹筋と背筋がつき過ぎると、大きな声が出なくなったり、内臓の動きが悪くなったりしてしまいます。もちろん、背骨の柔軟性も失われます。

実は、江戸時代のある医者が、「腹と背中はつきたての餅のように柔らかくあるべき」といっていたそうです。昔の人は、医学的根拠などなくても、経験的に本当に大切なことが何か、わかっていたのでしょう。

また、いくつになってもケガをしない丈夫なからだを維持し続けているイチロー選手は、試合の最中でも常に柔軟体操をして、からだの柔らかさを保つことをとても大切にしています。

テレビでインタビューに答えているのを見たことがあるのですが、彼は、「丈夫」とは「からだが柔らかいこと」だと考えているそうです。自分が丈夫なのは、からだを柔らかく保つ行動をずっと続けてきたからで、その結果がいま出ているからだろうと、語っていました。

▼痛みの再発だけでなく、寝たきりも予防する

60歳を過ぎると、多くの人が足腰が弱ってきたと感じるようです。そして、「いつか寝たきりになったらどうしよう」と不安になって、スクワットや腹筋運動など、筋トレをはじめてしまうのです。

しかし、そうしたトレーニングをして足や太もも、腹筋など、からだの表面に筋肉がついても、足腰が強くなったという実感はなかなか得られないはずです。

なぜなら、足を動かしているおおもとのエンジンは、大腰筋＝体芯筋だから。足そのものではなく、エンジンである大腰筋を鍛えない限り、足腰は強くならないのです。足と腰をつなぐ大腰筋は、みぞおちのあたりからはじまっています。つまり、足の筋肉はみぞおちからはじまっているといってもよいでしょう。

足は大腰筋が生み出す動きに合わせてスイングするためにある、いわば〝末端〟。足に筋肉がついて重くなれば、それだけ動かすのにエネルギーが必要になりますから、かえって足腰が疲れやすくなってしまう可能性さえあります。

古武道の心得がある人などは、大腰筋を使う動きが身についていて、日々の生活でも大腰筋を動かし続けているため、いくつになってもかくしゃくとしているし、足腰も大変しっかりしています。

これに比べると、一般の人は、年を重ねるごとに動きが少なくなり、大腰筋をどんどん使わなくなるため、60前後になるとめっきり足腰が弱ってしまうのです。

筋肉というものは、使わなければ必ず衰えていきますから、何もしなければ、年齢とともに体芯力は確実に衰えていきます。

そして、体芯力が衰えれば足腰も弱ってきますから、結果的に、将来寝たきりになってしまう可能性が上がってしまいます。

実際、大腰筋が細く、体芯力が弱いと、やがて腰が立たなくなり、寝たきりになりやすくなるというデータがあります。

反対に、体芯力が強ければ、腰がしっかり伸び、寝たきりになりにくくなるといわれています。

ですから、「体芯力」体操を続けてしっかりした体芯力を維持することは、足腰の健康につながります。腰痛・ひざ痛を予防する上に、将来寝たきりになるリスクを下げられる体操なのです。

▼キツくもツラくもないのに、体芯が鍛えられる理由

効果があるトレーニングといえば、「キツくて、ツラい」というイメージをお持ちの方が多いようです。ラクをして何かを得てはいけない、という心理が働いてしまうのかもしれません。

そのせいなのか、キツくも、ツラくもなく、ラクに体芯筋＝大腰筋が鍛えられる「体芯力」体操は、「本当に効き目があるの？」と疑われてしまうことがあります。

そこで、キツくもツラくもない「体芯力」体操でなぜ大腰筋が鍛えられるのか、ここで説明しておくことにしましょう。

従来のトレーニングのほとんどは、実はからだの表面の筋肉を鍛えるものです。からだの表面の筋肉は、自分で意識して動かすことで鍛えます。つまり、からだに負荷をかけることで鍛える。だからキツいのです。

しかし、何度も述べてきたように、「体芯力」体操は、からだの内側にある大腰筋を中心としたインナーマッスルに働きかけるトレーニングです。

インナーマッスルは、自分で意識して動かせる筋肉ではありませんから、自分で力を入れようとしたり、がんばって動かそうとしても意味がありません。

ですから、「体芯力」体操では、自分で意識して動かせる背骨や股関節を動かすことで、結果的にインナーマッスルを動かし、鍛えていくのです。

やってみるとわかると思いますが、「体芯力」体操は、まったくキツくありません。からだへの負荷がほとんどかからないので、力むことも、ふんばることも、息切れすることも、一切ありません。

それでもやっているうちにからだは内側からしっかり温まってきます。そして、大腰筋は確実に鍛えられていくのです。

しかも、大腰筋は単独では動かないので、このトレーニングを行っていると、大腰筋のまわりにあるほかのインナーマッスルも、一緒に鍛えることができます。

もちろん、「痛みとり『体芯力』体操」も、キツくもツラくもないトレーニングになっています。

それでも大腰筋はゆるんでいくし、結果的に筋肉が鍛えられ、体芯力はアップしていくのです。

▼体芯力がつくと、こんなにいいことがある！

「痛みとり『体芯力』体操」は、腰痛・ひざ痛の改善を念頭において組み立てたものですが、このあとで紹介している「基本の『体芯力』体操」は、体芯＝大腰筋を鍛え、ゆるめるための、文字通り基本の体操です。

ですから、「痛みとり『体芯力』体操」で腰痛・ひざ痛をとったあと、「基本の『体芯力』体操」を続けていると、一度ついた体芯力を維持することができます。

最後に、体芯力がつくと、どんな効果があるのか、ざっとまとめておきましょう。

まず、何度も述べてきた通り、姿勢が良くなります。

姿勢が良くなれば、余計な力が抜け、からだの動きが良くなるし、疲れにくくなります。

そして、足腰が強くなることについては、もう説明は不要でしょう。

体芯力がついてくると、肩コリも解消されます。

人間のからだは、背中を丸めて内向きの姿勢になると、自然と肩が上がってその部分の筋肉が常に緊張を強いられることになり、肩コリになります。でも、体芯力がつくと姿勢が良くなるので、肩コリが根本から治っていくのです。

また、特に女性の場合、体芯力がつくと背骨がしっかり立つことで、年齢とともに後ろに傾きがちだった骨盤が起きてきて、ぽっこりおなかが解消に向かいます。

そもそも背骨と股関節をつないでいる大腰筋は、骨盤が後ろに傾き過ぎないように、その筋力で骨盤を引き上げ、立たせる役目も果たしています。

ですから、体芯力が落ちて大腰筋がゴムのように伸びたまま固まってしまうと、骨盤が後ろに傾きます。それに連動して背骨が曲がり、猫背で下腹が出た姿勢になってしまうのです。

体芯力がついて大腰筋がよみがえってくると、骨盤の傾きが戻り、下腹がスッキリしてきます。

さらに、「目の疲れがとれてきた」「視力が少し上がった」「老眼鏡がいらなくなった」という方もいらっしゃいます。

高齢者の方はうつむきがちになってしまうため視野が狭くなってきますが、体芯力がついて姿勢が良くなると、視野が広がるせいか、目にも影響が現れるのです。

また、体芯力アップによる効果は、からだだけではありません。脳にも良い効果があることが、科学的に証明されています。

実際、生徒さんからも、「頭の働きが良くなった気がする」「軽いうつ状態だったのが改善された」といった声が上がっています。中には、「認知症が良くなってきた」という方もいらっしゃいました。

体芯力が上がって体芯を使うクセがつくと、常に背骨が動くようになります。すると、血流が良くなり、脳に送られる血液の量が増えるのです。

血液の量が増えれば脳内の酸素の量も増えるため、脳が活性化されます。

体育学の権威である東京大学名誉教授・小林寛道先生がとられたデータで、普通に歩いたときと、からだの芯を使って歩いたときの脳の活動状態を特殊な器機で撮影した画像がありますが、後者のほうが明らかに脳が活性化していました。

さらに、寝つきが良くなる効果もあるようです。これについては、いくつかの理由が考えられます。

体芯がしっかりすることでほかの筋肉の力が抜けてくるので、緊張がとれて眠りが深くなる。

背骨が動くことで、それに合わせて全身の骨や筋肉が動くので、たくさんの運動情報が脳に届き、脳が「休みたい」という状態になって眠くなる。

あるいは、背骨の両脇に沿って走っている自律神経が整い、副交感神経が優位になることで、休むべきときにちゃんと眠れる状態になる、などです。

体芯力がからだだけではなく、脳や神経とも密接な関係にあることは、間違いないといえるでしょう。

▼今日から実践！ 再発を予防する「基本の『体芯力』体操」

「痛みとり『体芯力』体操」を続けたことで腰痛・ひざ痛がとれてきたら、体芯力が以前よりも上がっているはずです。「基本の『体芯力』体操」をして、体芯力を維持しましょう。強い体芯力を保っていれば、姿勢が良くなり、足腰が強くなるほか、何より、腰痛・ひざ痛の再発予防になります。

最低、週2回は行ったほうが効果的です。可能であれば、毎日行ってください。

ここでご紹介しているのは、イスに座って（正座でもOK）、背骨を動かす「前後、左右、ひねる」の3つの動作で大腰筋に刺激を与える、「基本の『体芯力』体操」です。

この基本の体操を3セット行うだけでも体芯筋＝大腰筋がゆるみ、結果的に体芯力が鍛えられます。

からだの力を抜いて、できるだけリラックスして行います。

ゆっくり、じっくり、味わうように行うほうが効果的です。呼吸は止めないように注意しましょう。

① 背骨を「前後に動かす」体操

3〜5回

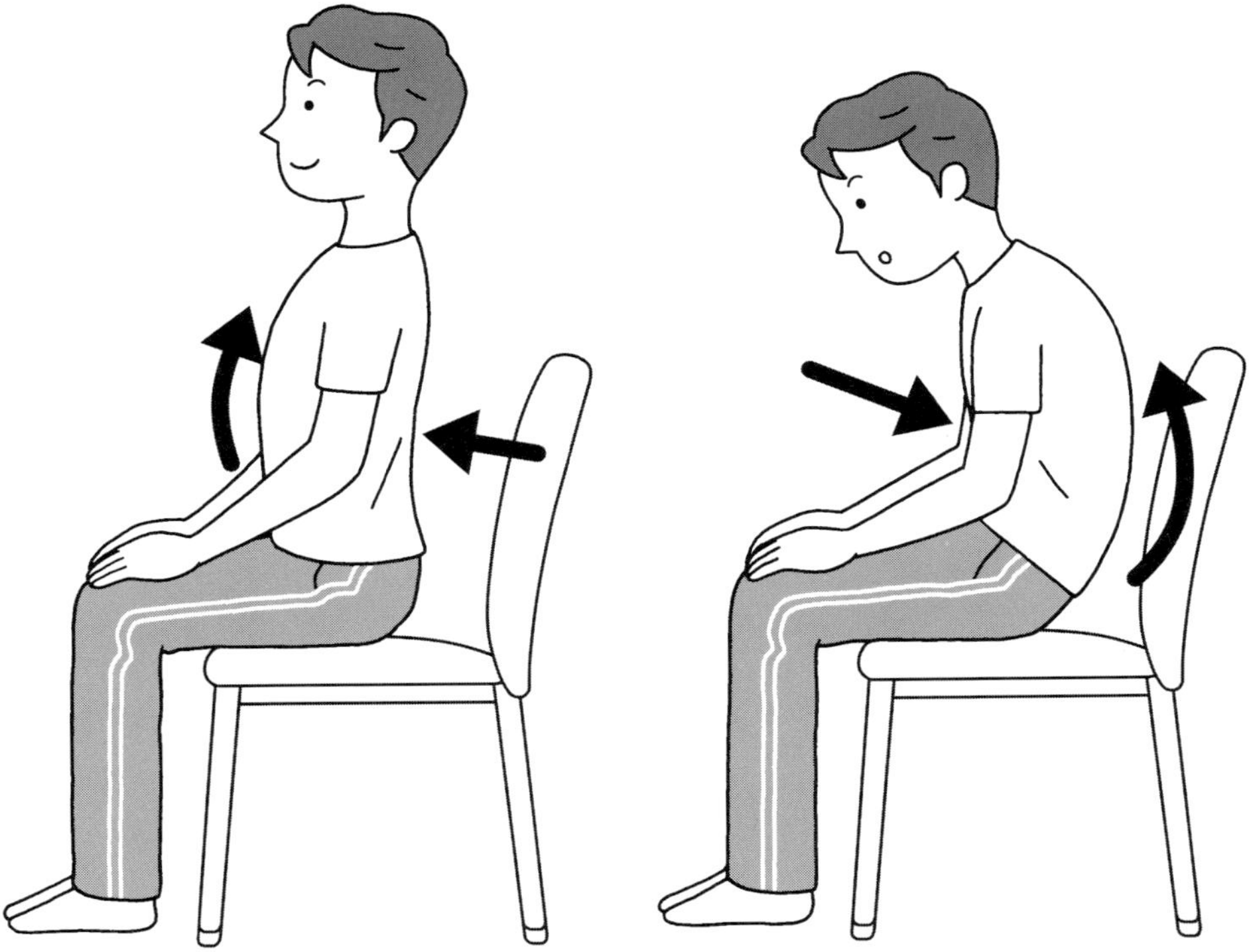

1

息を吐きながら、おなかを縮めるイメージで、ゆっくりと腰を丸める。

2

次に息を吸いながら、おなかを伸ばすイメージで、みぞおちを天井に向けるように、からだを反らす。
1と**2**を、3〜5回繰り返す。

② 背骨を「左右に動かす」体操

3〜5回

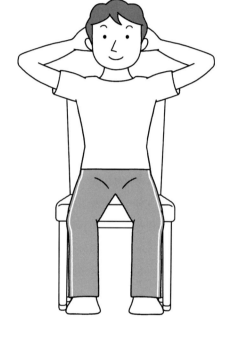

1

背筋を伸ばして座り、頭の後ろで手を組む。

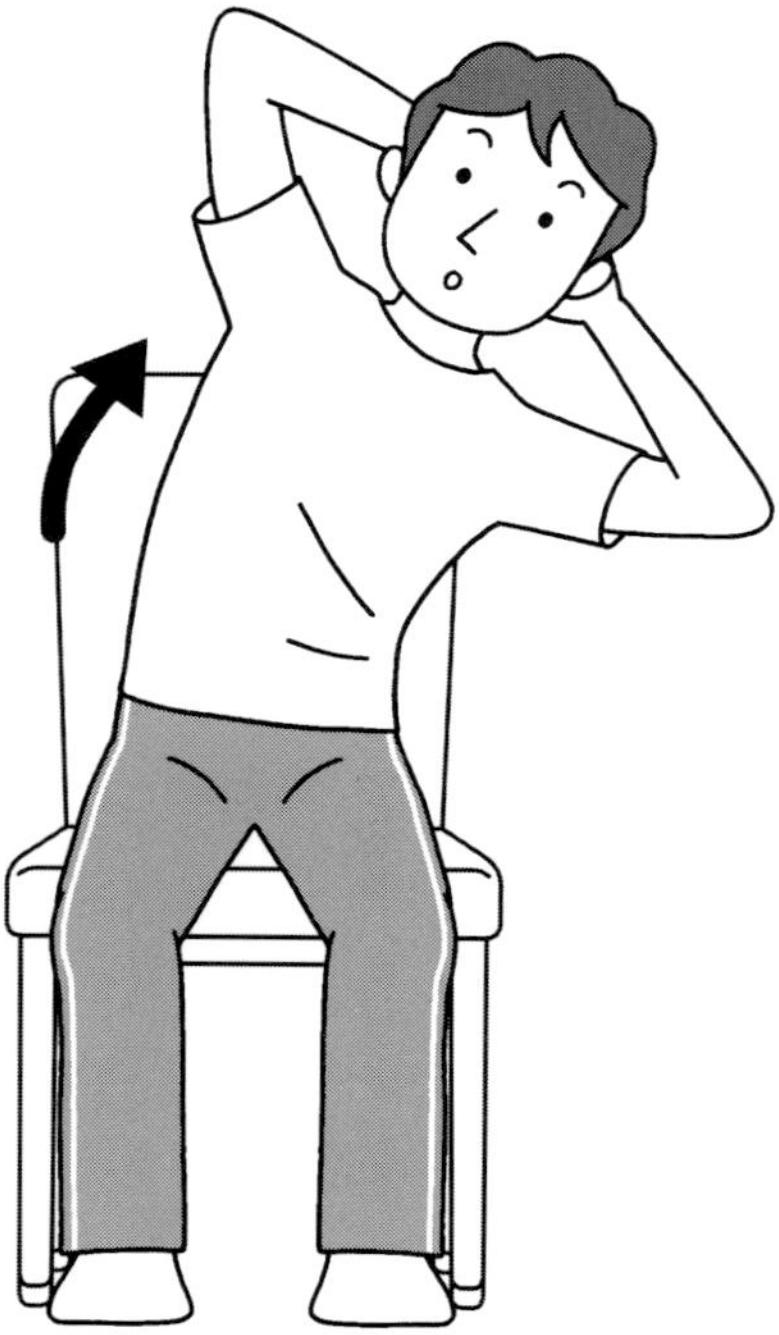

2

息を吐きながら、右の脇腹を伸ばすことを意識して、からだを左にゆっくり倒す。このとき背中が丸まらないように注意する。

息を吸ってもとの体勢に戻り、息を吐きながら反対側も同様に行う。

３～５回行う。

③ 背骨を「ひねる」体操

3〜5回

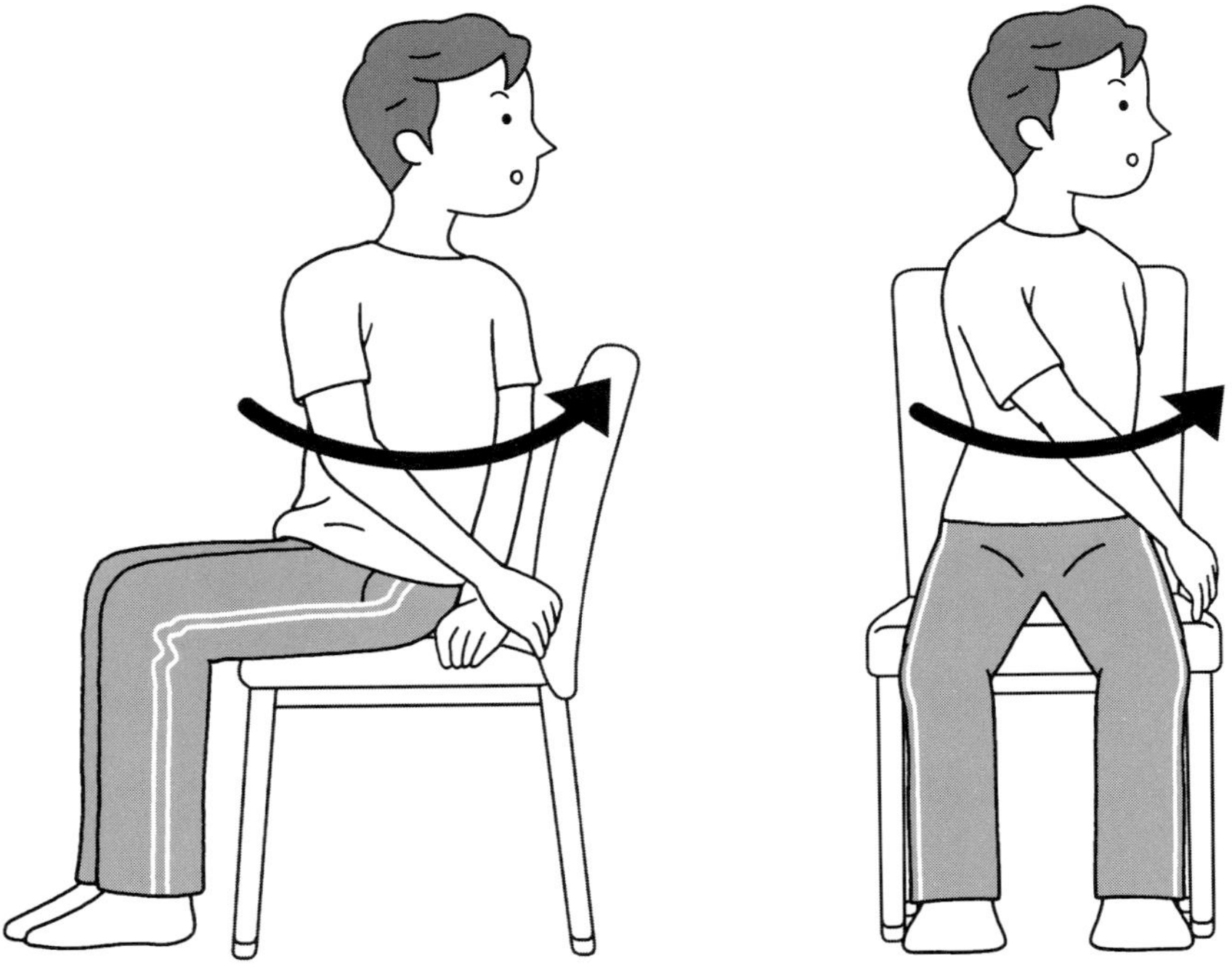

背筋を伸ばして座り、ゆっくりと上半身をひねって、後方を見る。
このとき大切なのは、「腰→肩→首」の順にひねること。
正面に戻るときは、その逆で。
ひねるときに息を吐き、戻すときに吸う。
反対側も同様に行う。
３〜５回行う。

謝辞

僕自身が本格的にからだを悪くしたのは高校生のとき。

インターハイ直前に歩けないほどの腰痛に襲われました。

その後、毎年冬になるとぎっくり腰になり、さらに、ひざや首など体中の痛みに悩まされ続けました。

病院や治療院を渡り歩くも、痛みが解消されない日々が続き、数年が経ちました。

妻の紹介で出会ったのが、たま鍼灸院の出口久紀先生でした。

藁にもすがる思いで鍼治療を受けてみると、はじめて痛みが回復する兆しが見えたのです。

しかし鍼をしたあとは良いが、その後運動をするとからだが痛くなる。

「普段どのようなことをすれば良いのか?」と出口先生に尋ねると、「よく脇腹を伸ばしておいて」とおっしゃいました。そのひと言がきっかけで、痛みをとる体操の研究がはじまったのです。

「大腰筋が疲労で硬くなると腰やひざに痛みが出る」という理論を説いていた神の手といわれる湘南スポーツ整体院の鶴田昇先生のところで整体を学び、体育学の権威で東大名誉教授の小林寛道先生から学んだ身体理論を自分なりに形にしていきました。

いつも的確なアドバイスを下さるQＯＹ合同会社鈴木由香代表、並びにスタッフの方々、私の心の支えであるトーチングメンバーの方々、世界観プロモーション飯沼暢子さん、ティフィンデココオーナー橋本優さん、成長塾の皆様、ティップネス町田店スタッフの方々、そして体芯力体操の理論構築は、僕のような若輩者の手探りなやり方にも根気よくお付き合いくださったお客様があってこそです。

僕の一番の支えとなり、やりたいようにさせてくれた妻とダウン症として我が家に来てくれた娘。本当にありがとう。

多くの方に支えられていることに感謝しながら筆を置きます。

○参考文献

『身体から革命を起こす』甲野善紀、田中聡（新潮社）
『健康寿命をのばす　認知動作型ＱＯＭトレーニング』小林寛道（杏林書院）
『若返りウォーキング』小林寛道（宝島社新書）
『Ｄａｉｙｏｕｋｉｎの歌体操』小林寛道（杏林書院）
『動きの解剖学II エクササイズ編』Blandine Calais-Germain、Andre Lamotte・著、仲井光二・訳（科学新聞社）
『腰・膝・股関節の痛みは、「手術なし」で消える！』鶴田昇（現代書林）

本文デザイン…青木佐和子　／　イラスト…瀬川尚志　／　編集協力…上原章江

著者
鈴木亮司

1977年千葉県館山市生まれ。東京健康科学専門学校卒。

がんばらないトレーニング「体芯力®」のパーソナルトレーナー。日本体芯力協会会長。認知動作型トレーニング指導者。全米エクササイズ＆スポーツトレーナー協会認定トレーナー。ゴルフコンディショニングスペシャリスト。

高校卒業後、トレーナーの専門学校・東京健康科学専門学校に入学。同時に格闘技を始め、総合格闘技やK-1などで活躍。選手引退後の2010年より、トレーナー活動に専念する。

格闘家時代のケガや不調、パフォーマンスの伸び悩みの経験から、東洋医学や武術などをヒントに、「がんばらなくても効果の出るトレーニング」＝「体芯力」トレーニングを考案。顧客にも好評で、高齢者を中心に16年間でのべ3万人以上のパーソナルトレーナーを務める。アメリカプロバスケット選手、全日本スカッシュ選手、タッチラグビー日本代表選手、プロ格闘家、プロボクサーなどもクライアントにおり、アスリートから80歳以上の高齢者まで、ほぼ同じ内容のトレーニングを実施。ティップネス町田を中心に、自宅や公共施設での指導、セミナー講師、トレーナーの育成業務などを行っている。

著者に『100歳まで歩ける！「体芯力」体操』（小社）がある。

〈公式サイト〉
http://ameblo.jp/towako918/
http://ryojisuzuki.jp

腰《こし》・ひざ
痛《いた》みとり「体芯力《たいしんりょく》」体操《たいそう》

2017年 3月10日　第1刷

著　者　鈴《すず》木《き》亮《りょう》司《じ》

発行者　小澤源太郎

責任編集　株式会社 プライム涌光

電話　編集部　03(3203)2850

発行所　株式会社 青春出版社

東京都新宿区若松町12番1号〒162-0056
振替番号　00190-7-98602
電話　営業部　03(3207)1916

印刷　大日本印刷　　製本　ナショナル製本

万一、落丁、乱丁がありました節は、お取りかえします。

ISBN978-4-413-11210-9　C2075

がんばらなくても効果バツグン!

鈴木亮司の「体芯力」体操の本

100歳まで歩ける!
「体芯力《たいしんりょく》」体操

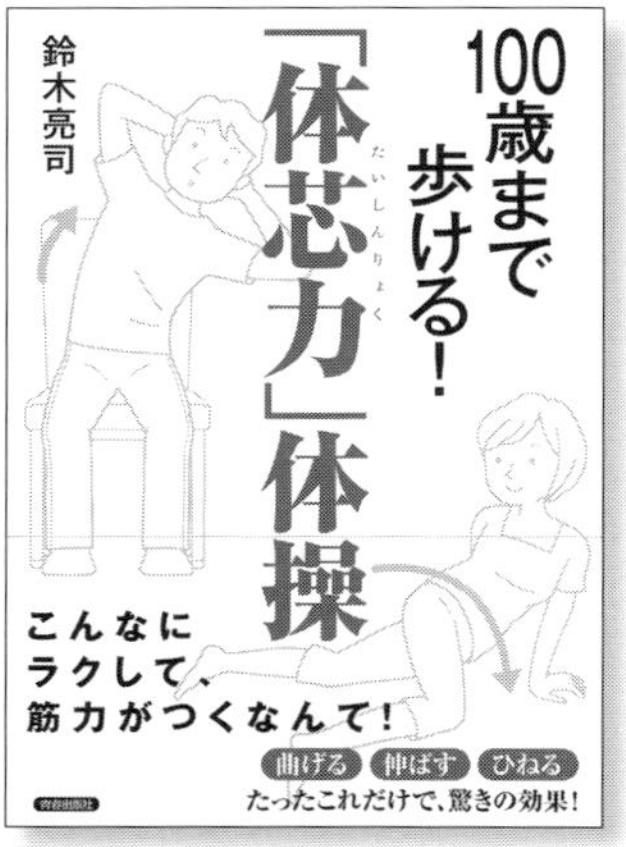

こんなにラクして、筋力がつくなんて!

曲げる **伸ばす** **ひねる**

たったこれだけで、驚きの効果!

ISBN978-4-413-11184-3　1200円

お願い　ページわりの関係からここでは一部の既刊本しか掲載してありません。折り込みの出版案内もご参考にご覧ください。

※上記は本体価格です。(消費税が別途加算されます)
※書名コード(ISBN)は、書店へのご注文にご利用ください。書店にない場合、電話またはFax(書名・冊数・氏名・住所・電話番号を明記)でもご注文いただけます(代金引換宅急便)。商品到着時に定価+手数料をお支払いください。〔直販係　電話03-3203-5121　Fax03-3207-0982〕
※青春出版社のホームページでも、オンラインで書籍をお買い求めいただけます。ぜひご利用ください。〔http://www.seishun.co.jp/〕